Langfristige Auswirkungen von Rehabilitationssport nach Schlaganfall auf die gesundheitsbezogene Lebensqualität und Freizeitaktivität von Schlaganfall-Betroffenen

Aus der Medizinischen Universitätsklinik und Poliklinik
Tübingen
Abteilung Innere Medizin V Sportmedizin
Ärztlicher Direktor: Professor Dr. A. Nieß

Langfristige Auswirkungen von Rehabilitationssport nach Schlaganfall auf die gesundheitsbezogene Lebensqualität und Freizeitaktivität von Schlaganfall-Betroffenen

Inaugural-Dissertation
zur Erlangung des Doktorgrades
der Medizin

der Medizinischen Fakultät
der Eberhard Karls Universität
zu Tübingen

vorgelegt von

Lenka Richter

aus

Brünn / Tschechische Republik

2012

Bibliografische Information der Deutschen Nationalbibliothek
Die Deutsche Nationalbibliothek verzeichnet diese Publikation in der Deutschen Nationalbibliografie; detaillierte bibliografische Daten sind im Internet über http://dnb.d-nb.de abrufbar.
1. Aufl. - Göttingen : Cuvillier, 2012
Zugl.: Tübingen, Univ., Diss., 2012

978-3-95404-270-8

Dekan: Professor Dr. I. B. Autenrieth

1. Berichterstatter: Professor Dr. H. – Ch. Heitkamp
2. Berichterstatter: Professor Dr. H. Ackermann

Nonnenstieg 8, 37075 Göttingen
Telefon: 0551-54724-0
Telefax: 0551-54724-21
www.cuvillier.de

1. Auflage, 2012
Gedruckt auf säurefreiem Papier

978-3-95404-270-8

Meinen Eltern

Inhaltsverzeichnis

1. Einleitung

1.1 Einführung

Ein Schlaganfall führt bei den meisten Betroffenen zu einem gravierenden Einschnitt im Leben. Mitten aus dem Leben gerissen, können die Betroffenen plötzlich von heute auf morgen oft selbst einfachste alltägliche Tätigkeiten nicht mehr oder nur erschwert ausführen. In Deutschland und zunehmend auch weltweit existiert eine große Anzahl von Schlaganfall-Betroffenen, die mit den Spätfolgen dieser Erkrankung und deren Konsequenzen leben müssen. Diese zahlenmäßig immer größer werdende Gruppe benötigt auch Jahre nach diesem Ereignis adäquate rehabilitative Angebote, um gegen die nach einem Schlaganfall auftretenden Folgeerscheinungen wie Depressionen, körperliche Inaktivität und sozialen Rückzug entgegenzuwirken [1].

Dieser Aspekt, die unterschiedlichen Inzidenzraten in verschiedenen Ländern und die damit einhergehenden sehr hohen, teils schwankenden Mortalitätsraten sowie Behinderungsgrade waren Anlass für die WHO, im Jahre 1995 neurologische Fachverbände aus Europa, die europäische Schlaganfall-Organisation, die internationale Schlaganfall-Organisation sowie verschiedene Dachverbände der Physio- und Ergotherapeuten einzuladen. Bei diesem Treffen in Helsingborg wurden neben künftigen Zielen für eine standardisierte Akut-Behandlung des Schlaganfalls auch weitergehende Standards in der anschließenden Rehabilitation von Schlaganfall-Betroffenen gefordert (sog. Helsingborg Deklaration) [2,3] .

Bis zur Verabschiedung der Helsingborg Deklaration waren in Deutschland weder flächendeckende Strukturen für eine suffiziente Akutversorgung auf Stroke-Units vorhanden noch ausreichende, anschließende längerfristige Rehabilitationsangebote für die Betroffenen geschaffen. Den Schlaganfallpatienten erwartete in dieser Zeit nach der Entlassung aus der Klinik und der sich anschließenden Rehabilitationseinrichtung ein Betreuungsloch: bis auf vereinzelt verschriebene Therapiesitzungen vom niedergelassenen Hausarzt oder betreuenden Neurologen, existierten weder adäquate Angebote zur Sekundärprävention nach Schlaganfall, wie es z.B. die Koronarsportgruppen für Menschen nach einem Herzinfarkt anboten, noch anderweitige Nachsorgeprogramme, wo sich Schlaganfall-Betroffenen mit ihren neuen körperlichen Beeinträchtigungen Hilfestellung für den Alltag holen konnten [4,5].

Aus dieser Not heraus wurde das Pilotprojekt „Sport nach Schlaganfall“ in einer Kooperation des Württembergischen Versehrtensportverbandes e.V., des Kuratoriums Schlaganfall Esslingen, des Geriatrischen Schwerpunkts Esslingen und des Paracelsus-Krankenhauses Ruit ins Leben gerufen, um den

Schlaganfall-Betroffenen ein niederschwelliges, langfristiges Nachsorgekonzept anzubieten. Dieses entwickelte sich zunächst zu einem erfolgreichen regionalen Modell in der Neckar-Region. Seit 1999 wird es von der Stiftung Schlaganfall-Hilfe mit dem Ziel der bundesweiten flächenhaften Etablierung der Sport-nach-Schlaganfallgruppen gefördert. Zur Bündelung der Synergien hat sich die Stiftung Schlaganfall-Hilfe im Jahre 2003 mit dem Deutschen Behindertensportverband im bundesweiten Netzwerk „Sport nach Schlaganfall" zusammengeschlossen.
Zeitgleich wurde eine große Verlaufsstudie „Sport nach Schlaganfall" unter der Leitung der Abteilung Sportmedizin der medizinischen Universitätsklinik Tübingen initiiert, um die Auswirkungen und den Nutzen des Rehabilitationssport-Angebots nach Schlaganfall für die Betroffenen näher zu beleuchten.

Inzwischen konnten mehrere Teilstudien erste positive Effekte des „Sport nach Schlaganfalls" auf die körperliche Funktionalität sowie auf die Lebensqualität der Betroffenen nach 12 Monaten nachweisen [6-8], und der Rehabilitationssport nach Schlaganfall fand Aufnahme in die "Rahmenvereinbarung über Rehabilitationssport vom 1.1.2011" in Deutschland [9].

Die vorliegende Studie möchte die Auswirkungen einer mind. 24-monatigen Teilnahme am Sport nach Schlaganfall auf die langfristige Lebensqualität und die Freizeitaktivitäten der Schlaganfall-Betroffenen untersuchen.

1.2 Schlaganfall

Der Begriff „Schlaganfall", „Apoplexie" oder auch „Gehirnschlag" beschreibt eine akute Durchblutungsstörung des Hirngewebes unterschiedlicher Ätiologie, die zu einer regionalen (oder globalen) Hypoxie mit konsekutiver Schädigung und Untergang von Hirnparenchymgewebe führt und als Konsequenz ein akut einsetzendes fokales (oder globales) neurologisches Defizit mit sich bringt [10]. Solche Durchblutungsstörungen können sowohl durch einen Durchblutungsmangel (Ischämie) oder eine Blutung (Hämorrhagie) hervorgerufen werden. Die Lokalisation und die Größe der Hirnschädigung bestimmen das Ausmaß und die Art des durch den Schlaganfall hervorgerufenen neurologischen Defizits. Je nach betroffenem Hirnareal kommt es zu verschiedenen neurologischen Ausfällen, die die Motorik, die Sensibilität und /oder das Bewusstsein betreffen können. Im günstigsten Fall können sich die Symptome innerhalb von 24 h komplett zurückbilden; in diesem Fall spricht man von einer transitorisch ischämischen Attacke (TIA) oder auch minor stroke. Häufig aber kommt es zu Hirnparenchymnekrosen (major stroke), die zu einer langfristigen, schweren Behinderung oder gar zum Tode führen. Schlaganfall-Überlebende müssen dann lebenslang mit körperlichen Behinderungen leben, die sie in den Alltagsfähigkeiten massiv einschränken, sodass sie ihren gewohnten Lebensstil und sehr häufig ihre berufliche Tätigkeit aufgeben müssen [11].

1.3 Gesundheitsbezogene Lebensqualität

Bis weit in die Mitte des 20. Jahrhunderts basierte das allgemeine Verständnis des Gesundheitsbegriffs auf einem begrenzten biologischen Modell, wonach im Wesentlichen objektive, klassische Gesundheitsindikatoren wie Morbidität und Mortalität das Ausmaß der Gesundheit oder den Erfolg einer medizinischen Maßnahme beschrieben [12,13].

Die demographische Entwicklung hin zu einem immer größer werdenden Anteil an älteren Menschen, damit begleitend der Anstieg an chronischen Erkrankungen sowie die Realisierung von Wachstumsgrenzen und Ressourcenverknappung verlangte allerdings bald ein erweiterte Sichtweise auf den Begriff Gesundheit und rückte die gesundheitsbezogene Lebensqualität in den Fokus des Interesses [14].

Diese Aufgabe übernahm ab den 70er Jahren die Lebensqualitätsforschung. Zuerst versuchte man sich mit dem Begriff der gesundheitsbezogenen Lebensqualität konzeptuell auseinander zu setzen. Eine allgemein akzeptierte und verbindliche Definition hat sich aber weder auf nationaler noch auf internationaler Ebene etablieren können. Dennoch besteht heute weitestgehend Einigkeit über die operationale Definition des Konstrukts sowie der Methodik:

Lt. Bullinger ist „die gesundheitsbezogene Lebensqualität ein multidimensionales Konstrukt, das sich auf körperliche, emotionale, mentale, soziale und verhaltensbezogene Komponenten von Wohlbefinden und Funktionsfähigkeit aus der Sicht von Patienten / Betroffenen (und/oder Beobachtern) bezieht“ [15].

Seit den 80er Jahren des 20. Jh. kam es zu einer Entwicklung von rund 1500 unterschiedlichen Messinstrumenten für die gesundheitsbezogene Lebensqualität. Darunter fallen krankheitsübergreifende (generische) und krankheitsspezifische Verfahren, die an vielen Patientenpopulationen psychometrisch getestet und in klinischen Studien eingesetzt, aber auch neu entwickelte Instrumente, die häufig nur in einer einzigen Studie entwickelt wurden [16].

Die Lebensqualität von Patienten wird heute als ein ganzheitlicher Ansatz gesehen, um die subjektiven Wahrnehmung des betroffenen Individuums auf seinen physischen, geistigen und sozialen Zustand nach einer Erkrankung oder bestimmten Therapie abzuschätzen.

1.3.1 Gesundheitsbezogene Lebensqualität nach Schlaganfall

Eine Vielzahl von Studien konnte eine starke Beeinträchtigung der gesundheitsbezogenen Lebensqualität von Schlaganfall-Betroffenen im kurzen wie im langfristigen Verlauf nachweisen [17-23]. Auch neuste Studien zum Langzeitverlauf zeigen diesbezüglich ernüchternde Ergebnisse: die nach einem Schlaganfall anfangs schlechte Lebensqualität verbessert sich mit den Jahren nur geringfügig; bei einem erheblichen Teil der Betroffenen wird diese im Verlauf sogar eher schlechter [17,18,20,24,25].

Typisch dabei scheint nach *Leach et.al.* bei der Gruppe der Schlaganfall-Betroffenen die Ausbildung einer U-konfigurierte-Verteilung der gesundheitsbezogenen Lebensqualität zu sein [18]. Sie besagt, dass auch Jahre nach einem Schlaganfall ein Großteil der Betroffenen eine auffallend schlechte gesundheitsbezogene Lebensqualität haben, während ein kleiner Teil der Schlaganfall-Betroffenen wieder gute Lebensqualitätswerte erzielen kann [19-21,24-26].

Weiterführende Studien versuchen, Faktoren zu identifizieren, die Einfluss auf den Verlauf der gesundheitsbezogenen Lebensqualität von Schlaganfall-Betroffenen haben. Von diesen erhofft man sich Ansätze für die Modifikation von Therapie- und Rehabilitationsangeboten, um die gesundheitsbezogene Lebensqualität bei den Betroffenen nachhaltig zu verbessern. Diese Faktoren kann man grob einteilen in nicht-modifizierbare Faktoren, d.h. Faktoren, die einer Therapie nicht oder nur schwer zugänglich sind, und teilweise modifizierbaren Faktoren (Tab. 1).

Tabelle 1: Die gesundheitsbezogene Lebensqualität beeinflussende Faktoren

Nicht-modifizierbare Faktoren	Teilweise modifizierbare Faktoren
Alter [18,26-29]	**Depression** [18,19,26,28,30-34]
Geschlecht [18,27,30,31,35]	**Kognitive Fähigkeit / Funktion** [18,19,27-29,36]
Dominante Seite betroffen [40]	**Inkontinenz** [19]
Zeitdauer nach dem Ereignis [26]	**Körperliche Funktionsfähigkeit** [18,19,33,36,37]
Bildungsstatus [40]	**Coping-Strategien** [39]
Komorbiditäten [40]	**Akutversorgung** (Stroke Unit) [41]
Art des Schlaganfalls (Ischämie vs. Hämorrhagie) [38]	**Zugang zu Rehabilitationsangeboten** [17]
	Soziales Netz [32,33,42]
	Sekundärprävention der Risikofaktoren [17]

1.4 Freizeitaktivitäten nach Schlaganfall

Freizeit ist ein subjektiv erlebter Begriff, für den eine einheitliche Definition fehlt. Zur Beschreibung des Begriffs kann man sowohl positive als auch negative Ansätze heranziehen. Ein „positiver" Ansatz unterstreicht die inhaltlichen Kategorien von Freizeit unter Berücksichtigung der Ziele, nämlich Rekreation, Kompensation, Edukation, Integration sowie Partizipation. Der negative Freizeitbegriff beschreibt Freizeit als diejenige Zeit, die übrig bleibt, wenn alle verpflichtende Arbeit (Erwerbstätigkeit, Hausarbeit, usw.) getan und die körperlichen Notwendigkeiten wie Schlafen, Essen, Körperpflege, usw. befriedigt sind. Freizeit dient individueller sowie sozialer Bedürfnisse. Freizeitaktivitäten reichen von körperlich passiven über körperlich aktive, von selbstentfaltenden über soziale Tätigkeiten sowie entspannenden bis hin zu lebensgenießenden Bedürfnissen.
Im zunehmenden Alter scheinen die körperlich aktiven, außerhäuslichen Freizeitaktivitäten zunehmend die im engeren Sinne sportlichen Aktivitäten abzulösen. Bei einer unserer Studienpopulation entsprechenden Altersverteilung konnten als körperlich aktive, außerhäusliche Aktivitäten z.B. die Gartenarbeit, das Spazierengehen und das Wandern ermittelt werden [43].

Nach einem Schlaganfall kann man auf lange Sicht bei den Betroffenen fast regelhaft einen Rückgang der Teilnahme an Freizeitaktivitäten verzeichnen [44,45]. Dieser Aktivitätsrückgang tritt sowohl bei den körperlich aktiven als auch bei den passiven und sozialen Aktivitäten ein [46]. Er bleibt auch bestehen, wenn sich die Betroffenen von den Folgen eines Schlaganfalls körperlich gut erholt haben [47-49]. Das unterstreicht die Vermutung, dass nicht die körperliche Behinderung allein der Hauptgrund für den Aktivitätsrückgang ist, sondern dass auch psychosoziale Faktoren eine wesentliche Rolle dabei spielen [49,50].
Zusätzlich kann man nach einem Schlaganfall eine Qualitätsänderung in den Freizeitaktivitäten beobachten: bei vielen Betroffenen zeigt sich ein starker Trend von aktiven hin zu passiven Freizeittätigkeiten [51]. Als Hauptgründe dafür werden zum einen körperliche Schwäche, Müdigkeit, Frustration und Langeweile genannt, aber auch die eingeschränkte Mobilität und Händigkeit [51,52].

1.5 Körperliche Aktivität im Alter

Regelmäßige körperliche Aktivität wurde in den letzten Jahrzehnten als wesentlicher Lebensstilfaktor erkannt, mit dessen Hilfe man in jedem Alter seinen allgemeinen Gesundheitszustand aktiv verbessern kann.

Die positiven Effekte von regelmäßiger körperlicher Aktivität manifestieren sich dabei nicht nur auf der körperlichen Ebene in Form eines verminderten Risikos für chronische Erkrankungen [53], sondern auch im mentalen und kognitiven

Bereich mittels eines Rückgangs an depressiven Episoden [54] und der Förderung der geistigen Leistungsfähigkeit [55].

Auch beim „erfolgreichen Altern“, d.h. der Lebenserwartung, die der Mensch subjektiv in Gesundheit erlebt, spielt die regelmäßige körperliche Aktivität eine wichtige Rolle [56].

Gesunde ältere Menschen erleiden bei körperlicher Inaktivität jährlich einen Kraftverlust von 1-2% und einen Rückgang ihrer körperlichen Leistungsfähigkeit von 3-4% pro Jahr. Dieser körperliche Abbau kann irgendwann eine Schwelle unterschreiten, wo es im normalen Alltag zu Funktionsstörungen kommen kann: die Enkel können nicht mehr hochgehoben werden, das Aufstehen aus dem Sitzen ist ohne Hilfe nicht mehr möglich, etc. [57].

Durch regelmäßiges systematisches Training kann dieser Alterungsprozess aufgehalten und selbst noch im hohen Alter Kraft, Ausdauer und Flexibilität verbessert werden [58,59]. Dies führt gleichzeitig zu einem Rückgang der depressiven Symptomatik, die kognitiven Fähigkeiten treten wieder deutlicher zum Vorschein und ein gemeinsames Sporttreiben in der Gruppe kann zusätzlich helfen, der sozialen Isolation im Alter entgegen zu wirken [60,61].

Für die Art und Intensität der körperlichen Aktivität im Alter gibt es inzwischen eine Vielzahl von Studien und Empfehlungen, die meistens eine regelmäßige, moderate aerobe Aktivität gekoppelt mit Krafttraining und Gleichgewichtsübungen als zielführend bezeichnen [53,57,59,60,62].

1.5.1 Körperliche Aktivität im Alter nach Schlaganfall

Die positiven Effekte der vermehrten körperlichen Aktivität treten auch bei der heterogenen Gruppe von Menschen mit körperlichen Behinderungen, insbesondere auch bei Schlaganfall-Betroffenen, zum Vorschein [63-65]. Mit diesem Wissen sollte man die körperliche Aktivität dieser Gruppe gezielt fördern, vor allem weil die körperliche Inaktivität unter Menschen mit körperlicher Behinderung im Vergleich zur Normalbevölkerung wesentlich ausgeprägter ist [66,67].

So kommt es nach einem Schlaganfall bei den Betroffenen fast regelhaft zu einem dauerhaften und deutlichen Rückgang an körperlicher Aktivität und einer Qualitätsänderung in den Freizeitaktivitäten: weg von aktiven hin zu passiven Beschäftigungen [46,51]. Dies liegt zum einen daran, dass durch einen Schlaganfall eine häufig prolongierte Bettlägerigkeit mit anschließenden Einbußen in der physischen Kondition auftritt. Zum anderen kommt es durch die Einschränkung der neuromuskulären Funktion zu einem Verlust an Muskelmasse, welche Krafteinbußen und auch negative Folgen für die kardiovaskuläre und pulmonale Funktion sowie den Kohlenhydrat- und Fettstoffwechsel mit sich bringt [53]. Somit passt es auch ins Bild, dass

Schlaganfall-Betroffene bei der Verrichtung von Alltagstätigkeiten teilweise bis zu doppelt so viel Energie als ihre gesunde Kontrollgruppe aufbringen müssen [59,68,69]. Zudem haben sie häufig weitere Einschränkungen hinsichtlich zusätzlicher kardiovaskulärer und metabolischer Erkrankungen, die die körperliche Aktivität weiter einschränken. Letztere wird nicht selten zusätzlich durch eine nach dem Schlaganfall auftretende Depression vermindert. All diese Faktoren unterhalten einen Teufelskreis, der den Schlaganfall-Betroffenen immer weiter in die körperliche Inaktivität treibt [68,70,71].

Der behandelnde Arzt steht in der Praxis somit vor zwei schwierigen Aufgaben. Zum einen muss er seinem Schlaganfall-Patienten nach einer ärztlichen Untersuchung eine Empfehlung hinsichtlich dessen individueller körperlicher Belastbarkeit geben und am besten, schon fast wie bei einem Medikament, die Intensität, die Art und den Umfang des körperlichen Trainings festlegen [53,70]. Zum anderen muss es ihm aber auch gelingen, den Schlaganfall-Patienten aus seiner körperlichen Inaktivität zu holen und ihn überhaupt zu regelmäßigen körperlichen Training zu motivieren.

Die Art, Häufigkeit und die effektivste Intensität der körperlichen Aktivität bei Schlaganfall-Betroffenen ist derzeit noch Gegenstand aktueller Forschung [70,72-74]. So empfiehlt die American Heart Association generell 3 bis 7 Mal die Woche ein 20 bis 60 minütiges körperliches Training bestehend aus aeroben und kraftstärkenden Sporteinheiten bei einer VO2 max von 40 bis 70%. Bezüglich der Intensität der körperlichen Aktivität bestehen in der Literatur noch unterschiedliche Meinungen. Einerseits wird eine Dosis-Wirkungsbeziehung zwischen der Intensität der körperlichen Aktivität und der Risikosenkung von kardiovaskulären Events angenommen [75-77], andererseits wird aber auch von positiven Effekten bei relativ leichter regelmäßiger körperlicher Betätigung berichtet [76,78], sowie ein Sättigungseffekt oder gar eine erneute Zunahme der Risiken bei hohen Aktivitäts-oder Belastungsumfängen vermutet [75]. In ihrer Metaanalyse gehen *Reimers et al.* davon aus, dass ein stärkeres Maß an körperlicher Aktivität wirksamer zu sein scheint als ein geringeres und definieren, ähnlich wie *Gordon et al.*, bei Schlaganfall-Patienten eine tägliche aerobe körperliche Aktivität über 30 Minuten bei mäßiger Intensität als zielführend im Hinblick auf den Endpunkt Risikoreduktion kardiovaskulärer Ereignisse [72,73,79].

Um den Schlaganfall-Betroffenen einen Weg in ein wieder körperliches aktiveres Leben aufzuzeigen, wurden Rehabilitationssportgruppen nach Schlaganfall gegründet. Sie stellen für die Betroffenen ein niederschwelliges Angebot dar, sich in einer geschützten Umgebung mit Gleichgesinnten wieder körperlich zu bewegen und neue Freude an Bewegung zu entdecken. Dafür kann vom behandelnden Arzt dem Betroffenen nach § 44 SGB IX eine Verordnung zum Rehabilitationssport ausgestellt werden.

Als Argumente für einen aktiveren Lebensstil kann man dem Schlaganfall-Betroffenen anführen, dass auch nach einem schweren Schlaganfall Kondition, Kraft und Ausdauer trainierbar und wie bei der Normalpopulation auch weiter ausbaubar sind [80,81]. Durch eine verbesserte kardiovaskuläre Fitness werden die Verrichtungen der Alltagstätigkeiten für die Schlaganfall-Betroffenen weniger anstrengend und die Selbständigkeit verbessert sich [70,82-84]. Dies schlägt sich auch positiv auf das Ausmaß möglicher depressiver Symptome nieder und resultiert letztendlich in einer besseren Lebensqualität der Betroffenen [85,86]. Auch gibt es zwischenzeitlich Studien, denen zufolge Schlaganfall-Betroffene selbst im chronischen Stadium Verbesserungen in ihrem neurologischen Defizit durch körperliches Training erlangen können [87-90]. Nicht zu vergessen ist die Tatsache, dass regelmäßige körperliche Aktivität in einer Gruppe auch die wichtige Möglichkeit für soziale Interaktionen bietet und in diesem Rahmen auch sozial akzeptierte, von vielen älteren Menschen entbehrte Berührungen erlaubt, die unabhängig von Körperpflege oder Hilfestellungen im Alltag sind [57]. Hinzu kommt, dass von der Risikoreduktion durch körperliche Aktivität nicht nur Menschen profitieren, die ihr ganzes Leben hindurch körperlich aktiv waren, sondern auch diejenigen, die erst im höheren Lebensalter mit Bewegung anfangen [91].

Aber auch die Lebensqualität von Schlaganfall-Betroffenen wird durch die körperliche Aktivität positiv beeinflusst. Eine Besserung der Lebensqualität durch körperliche Aktivität wird zum einen mittelbar durch deren positiven Einfluss auf mögliche depressive Symptome ausgelöst [85,86], aber auch unmittelbar durch die körperliche Aktivitätssteigerung selber. In ihrer systemischen Recherche konnten *Chen et al.* 2011 erstmals nachweisen, dass körperliche Aktivität einen leichten bis mittelgradigen Einfluss auf die weitere Entwicklung der Lebensqualität von Schlaganfall-Betroffenen hat [92].

Inwieweit Rehabilitationssport nach Schlaganfall den Schlaganfall-Betroffenen einen Weg zu mehr körperlichen Aktivität aufzeigen und eventuell sogar eine Lebensstiländerung bei den Betroffenen einleiten kann, soll - neben der Untersuchung des Einflusses auf die Lebensqualität - in dieser Arbeit aufgezeigt werden.

1.6 Rehabilitationssport nach Schlaganfall

Rehabilitationssport nach Schlaganfall ist mehr als nur ein reines Trainingsprogramm, welches ausschließlich die Verbesserung der körperlichen Leistungsfähigkeit der Schlaganfall-Betroffenen zum Ziel hat. Es dient unter anderem dazu, Menschen nach einem Schlaganfall auf spielerische Weise wieder Spaß an Bewegung, neues Selbstbewusstsein und neue zwischenmenschliche Kontakte zu vermitteln. Es wird in der Gruppe angeboten und von einem speziell für diesen Bereich ausgebildeten Übungsleiter angeleitet. Die Inhalte der einzelnen Übungsstunden werden überwiegend aus den Bereichen Gymnastik, Bewegungsspiele in Gruppen, Leichtathletik und Schwimmen / Wassergymnastik entnommen. Zusammengestellt werden sie entsprechend den individuellen Fähigkeiten und Interessen der Teilnehmer. Das Üben in der Gruppe trainiert nicht nur die körperliche, sondern fordert zeitgleich die geistige und psychische Leistungsfähigkeit und unterstützt die soziale Wiedereingliederung. Der Rehabilitationssport soll keinen Ersatz für andere Sport- oder gar Therapieangebote darstellen, sondern als ein niederschwelliges, ergänzendes Angebot für die Betroffenen angesehen werden, um wieder Freude an körperlicher Aktivität zu bekommen und die Wiedereingliederung und Hilfe zur Selbsthilfe nach einem Schlaganfall zu erleichtern [93].

1.6.1 „Sport“ nach Schlaganfall

Nach einem Schlaganfall gestatten die neuen körperlichen Behinderungen es dem Betroffenen häufig gar nicht, die alten Sportaktivitäten wie z.B. Joggen, Radfahren, Schwimmen, etc. wieder aufzunehmen. Zusätzlich werden selbst normale Bewegungsabläufe wie Gehen auf ebener Strecke oder normale Haushaltstätigkeiten deutlich anstrengender für die Betroffenen [68,69,94]. Aus diesen Gründen bekommt der Begriff „Sport“ oder „sportliche Aktivität“ für die Schlaganfall-Betroffenen häufig eine ganz neue Bedeutung.

Da der Rehabiliationssports nach Schlaganfall keinen Ersatz für Therapieangebote darstellt, mag die hier folgende Einordnung unter „Sport“ als zweifelhalft erscheinen. Diese Zweifel lassen sich teilweise ausräumen, wenn man sich folgende Umstände vor Augen hält: die Schlaganfall-Betroffenen setzen bei den körperlichen Übungen nicht nur subjektiv gefühlt einen erhöhten Kraftaufwand ein, sondern dieser wird auch objektiv vor dem Hintergrund der Mobilitätseinschränkung bei den einfachen Übungen erbracht [69,70]. Für die Betroffenen bedeutet die Teilnahme am Rehabilitationssport zwar kein Anknüpfen an sportliche Leistungen vor dem Schlaganfall. Dennoch eröffnet der Rehabilitationssport den Betroffenen einen Weg zu einer individuellen, gewiss neu zu definierenden sportlichen Aktivität.

1.7 Fragestellungen

a. Wie verändert sich die Häufigkeit der Freizeitaktivitäten in der Interventions- und Kontrollgruppe nach dem Schlaganfall langfristig?

b. Lassen sich potentielle Einflüsse der Sporttherapie auf die Häufigkeit bestimmter Freizeitaktivitäten innerhalb des Untersuchungszeitraumes erkennen?

c. Wie verändert sich die gesundheitsbezogene Lebensqualität der Interventions- und Kontrollgruppe innerhalb von 8 Jahren nach Schlaganfall?

d. Führt die 2-jährige Teilnahme am Rehabilitationssport nach Schlaganfall bei der Interventionsgruppe im Laufe von 8 Jahren zu einer besseren Lebensqualität als die der Kontrollgruppe?

2. Methodik

2.1 Studiendesign

Die vorliegende Studie untersucht die Auswirkungen einer mind. 24 Monate dauernden regelmäßigen Teilnahme am Rehabilitationssport nach Schlaganfall auf die langfristige Lebensqualität und die Freizeitaktivitäten von Schlaganfall-Betroffenen.

Sie basiert auf einem Teil der groß angelegten „Schlaganfall Follow Up Studie zur Wirksamkeit von Rehabilitationssport“ [4] , die 2003 in der Region Baden-Württemberg mit dem Ansprechpartner Prof. Dr. med. H.-C. Heitkamp (Medizinische Universitätsklinik Tübingen, Abteilung Sportmedizin) sowie unter Beteiligung der Hochschule Esslingen (Fachbereich Gesundheit und Pflege) und dem Zentrum zur interdisziplinären Erforschung der Lebenswelten behinderter Menschen, Tübingen, ins Leben gerufen wurde (Abb.1, S.12). Diese Studie reiht sich in eine Folge von vorangegangenen Studien ein, die sich alle mit den Auswirkungen des Rehabiliationssports nach Schlaganfall beschäftigen [6-8].

Konzipiert wurde sie als eine prospektive Follow-Up-Studie, die die Rehabilitationssportteilnehmer sowie eine passende Kontrollgruppe über eine Zeit von mehr als 8 Jahren hinsichtlich ihrer Lebensqualität und Freizeitaktivitäten begleitete. Hierfür wurde teilweise auf die schon erhobenen Daten der Messungen zur Lebensqualität und Freizeitaktivitäten von *Hentschel et al.* [7] zurückgegriffen und diese mit einer neuen Messung (M5) insgesamt 8 Jahre nach dem Schlaganfall-Ereignis verglichen.

Die Probanden wurden über die Befragungen telefonisch wie auch schriftlich informiert, und es wurden anschließend individuelle Befragungstermine mit ihnen vereinbart.

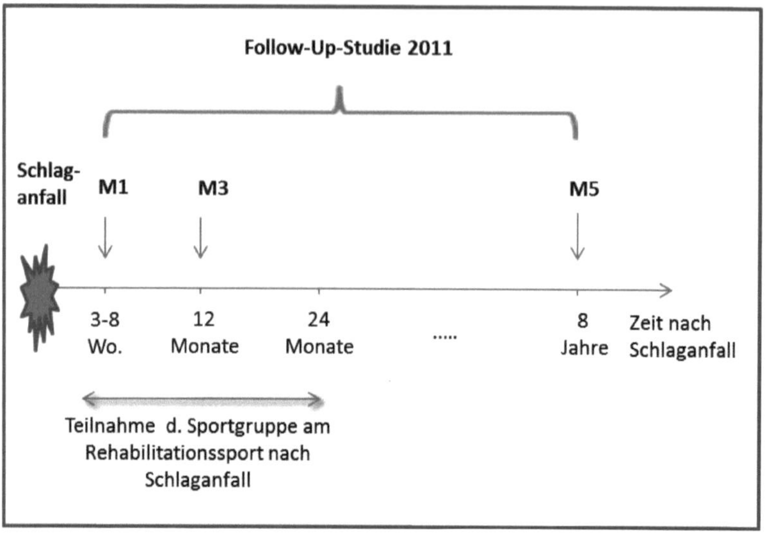

Abbildung 1: Studiendesign (Messung 3-8 Wochen nach Schlaganfall: M1, Messung 12 Monate nach Schlaganfall: M3, Messung 8 Jahre nach Schlaganfall: M5)

2.2 Studienkollektiv

Die Teilnehmer setzten sich aus dem 2003 rekrutierten Patientenkollektiv der „Schlaganfall Follow Up Studie zur Wirksamkeit von Rehabilitationssport“ zusammen.

Von 2003 bis 2004 wurden dafür Schlaganfall-Betroffene in die Studie eingeschlossen. Es handelte sich um Teilnehmer, die in der Akutphase auf einer sog. Stroke-Unit erstbetreut worden sind und anschließend eine mindestens 3-wöchige Behandlung in einer stationären oder ambulanten neurologischen Rehabilitationseinrichtung erhielten. Von dort aus erfolgte die Entlassung in die häusliche Umgebung mit dem Angebot, an heimatnahen Rehabilitationssportgruppen nach Schlaganfall teilzunehmen.

Die Teilnehmer, die sich zu einer regelmäßigen Teilnahme am Rehabilitationssport nach Schlaganfall entschieden und die folgenden Einschlusskriterien erfüllten, wurden in die „Sportgruppe“ für diese Studie aufgenommen. Diejenigen Teilnehmer, die an einer Teilnahme am Rehabilitationssport nicht interessiert waren, wurden - soweit sie dazu bereit waren und die Einschlusskriterien erfüllten - in der Kontrollgruppe dieser Studie erfasst.

Der Zeitpunkt der damaligen Erstuntersuchung erfolgte entweder kurz vor Entlassung aus der Rehabilitationseinrichtung oder spätestens 8 Wochen nach einer begonnenen Teilnahme am Rehabilitationssport. Die Teilnahme am Rehabilitationssport war freiwillig und fand mindestens einmal wöchentlich statt. Es existierten zum Einschlusszeitraum ca. 16 Sportgruppen in der Region Württemberg. Es gab unterschiedliche Gründe für die Teilnehmer der Kontrollgruppe, nicht an diesen Gruppen teilzunehmen: terminliche Schwierigkeiten, kein Interesse oder eine zu weite Distanz zur nächsten Sportgruppe. Die Kosten für die Teilnahme am Rehabilitationssport wurden von der gesetzlichen Krankenversicherung übernommen.

Es wurden folgende Ein- und Ausschlusskriterien für die Follow-Up-Studie definiert, um das Studienkollektiv einigermaßen homogen zu halten:

Einschlusskriterien:

- Zum Zeitpunkt der Erstuntersuchung (M1) sollte der ischämische oder hämorrhagische Hirninfarkt nicht älter als 12 Monate zurückliegen und nach der 3-wöchigen Rehabilitationsphase sollte zumindest noch eine mindestens leichte motorische Restsymptomatik vorhanden sein.
- Teilnehmer im Alter von 45 bis 80 Jahren wurden eingeschlossen
- Das Gehen mit oder ohne Hilfsmittel (Stock, Rollator) in der näheren Umgebung / eigenen Wohnung sollte bei der Erstuntersuchung (M1) möglich sein.
- Einwilligungsfähigkeit der Teilnehmer zur Studienteilnahme musste vorhanden sein

Ausschlusskriterien:

- Schwere Aphasie
- Schwere motorische Restsymptomatik, die nur die Fortbewegung in einem Rollstuhl erlaubt
- Zusätzliche progrediente, im Untersuchungszeitraum möglicherweise tödlich verlaufende Erkrankung
- Andere neurologische Grunderkrankungen (z.B. M. Parkinson, dementielles Syndrome, Multiple Sklerose, etc.), die das Rehabilitations- und Untersuchungsergebnis mitbeeinflussen könnten
- Manifeste Herzinsuffizienz (NYHA III oder IV)
- Sportgruppe: eine zum Zeitpunkt der Erstuntersuchung (M1) länger als 8 Wochen bestehende Teilnahme am Rehabilitationssport nach Schlaganfall sowie eine mindestens 8- wöchige Unterbrechung der regelmäßigen Teilnahme am Rehabilitationssport nach Schlaganfall innerhalb der ersten 24 Monate

Gründe für einen Drop-Out:

- Fehlende Bereitschaft zu einer weiteren Studienteilnahme
- Aus – oder Eintritt in eine Rehabilitationssportgruppe nach Schlaganfall innerhalb der ersten 24 Monate nach der Erstuntersuchung (M1)
- Re-Insult mit neuer motorischer Restsymptomatik
- Manifester Herzinfarkt
- Schwere Erkrankungen oder größere operative Eingriffe
- Verschlechterung des Allgemeinzustandes, der eine weitere Teilnahme an der Untersuchung nicht ermöglichte
- Versäumnis eines Messzeitpunktes, ohne dass ein Ersatztermin gefunden werden konnte.
- Tod

Ursprünglich konnten in den Rekrutierungsjahren 2003/2004 insgesamt 120 Teilnehmer rekrutiert werden. Davon konnten 68 Personen der Kontrollgruppe und 52 Personen der Sportgruppe zugewiesen werden. Nach 12 Monaten (M3) haben noch 34 Teilnehmer der Kontrollgruppe und 33 Teilnehmer der Sportgruppe die Befragung abschließen können. In der anschließenden Befragung 2011 (M5) sind von den ursprünglich noch 120 Teilnehmern 33 übriggeblieben. Auf die Sportgruppe (Teilnahme am Rehabilitationssport von mind. 24 Monaten) entfielen 16 und auf die Kontrollgruppe 17 Teilnehmer.

Tabelle 2: Verlauf der Teilnehmeranzahl der Follow-Up-Studie:
M1: Erstuntersuchung, M3: Messung nach 12 Monaten, M5: Messung nach insg. 8 Jahren nach Schlaganfall.

	M1	**M3**	**M5**
Gesamtkollektiv	120	67	33
Sportgruppe	52	34	16
Kontrollgruppe	68	33	17

Aufgrund der langen Beobachtungszeit von acht Jahren kam es wie erwartet zu einem deutlichen Rückgang der Studienteilnehmer.

Drop-Out-Gründe innerhalb des 3. bis 8. Jahres:

- Unbekannt verzogen, an alter Adresse nicht mehr erreichbar
- Demenz oder andere neu aufgetretene, schwere Erkrankung, deutlich reduzierter Allgemeinzustand
- Kein Interesse an einer weiteren Teilnahme, keine Rückmeldung auf Einladung
- Tod

2.3 Messmethoden

Um eine Vergleichbarkeit der erhobenen Daten zu gewährleisten, wurde bei den Messterminen neben denselben, standardisierten Fragebögen auch auf ähnliche äußere Rahmenbedingungen während des Interviews Wert gelegt.

Nachdem mit den verbliebenen Teilnehmern ein Interviewtermin vereinbart worden war, wurde dieser bei ihnen zuhause oder in einer anderen ruhigen Umgebung ohne unmittelbare Anwesenheit von Dritten durchgeführt. Auf Wunsch der Teilnehmer wurde die Anwesenheit von Dritten (wie z. B. den Lebensgefährten, eigene Kinder, etc.) während der Befragung zugelassen.

Die Datenerhebung bei Messung 3 und 5 basierte auf zwei Fragebögen: der Fragebogen zur sozialen Situation und zu den Freizeitaktivitäten (Anhang A-2). sowie dem Short Form (SF)-36 Health Survey (Anhang A-3).

Bei der Erstuntersuchung (M1) wurden die Teilnehmer zusätzlich mittels eines Diagnosebogens befragt (Anhang A-1).

2.3.1 Diagnosebogen

Der Diagnosebogen diente in der Erstuntersuchung (M1) der Erhebung aller spezifischen Daten bezüglich des Schlaganfalls (Zeitpunkt, Lokalisation, Ätiologie, Restsymptomatik), der Erfassung der kardiovaskulären Risikofaktoren sowie der Erhebung einer ausführlichen Krankengeschichte der Teilnehmer (Anhang A-1). Diese wurde mittels aktueller Arztbriefe – falls denn diese zur Hand waren – vervollständigt.

2.3.2 Fragebogen zu sozialer Situation und Freizeitaktivitäten

Mit dem von der Forschungsgruppe „Sport nach Schlaganfall“ erstellten Fragebogen (Anhang A-2) werden die zwischenzeitlich aufgetretenen Veränderungen nach dem Schlaganfall im familiären, beruflichen und sozialen Bereich erfasst. Zusätzlich befragte man die Teilnehmer nach deren aktuellen Freizeitaktivitäten und nach der Häufigkeit ihrer Ausübung. Zusätzlich wurde ihnen eine Liste häufiger Freizeitaktivitäten vorgelesen und diese ebenfalls nach deren Häufigkeit erfasst. Diese konnte auf einer Ordinalskala mit „nie“, „selten“, „ein-bis mehrmals die Woche“ oder „täglich“ angegeben werden. Die vorgegebenen Freizeitaktivitäten umfassten das Spazierengehen, die Gartenarbeit, Sporttreiben, Besuche bei oder von Freunden und Bekannten, das Ausgehen und das Fernsehen. Außerdem wurde explizit nach weiteren physiotherapeutischen oder ergotherapeutischen Aktivitäten gefragt.

2.3.3 Short Form (SF)-36 Health Survey

Zur Erfassung der gesundheitsbezogenen Lebensqualität diente die Interviewform des Short Form-36 Health Survey (Anhang A-3). Dieser Fragebogen ist ein international verbreiteter Lebensqualitätsfragebogen, der sich *lt. Bullinger* als „... Standardinstrumentarium der krankheitsübergreifenden Lebensqualitätsmessung herauskristallisiert..“ hat [95].

Durch die Anwendung des SF-36 erhält man eine subjektive Beurteilung des Patienten hinsichtlich seines eigenen Befindens und seiner eigenen Funktionsfähigkeit. Die Antwortmöglichkeiten der einzelnen Fragen variieren von einfach binär (ja bzw. nein) bis zu sechsstufigen Antwortskalen und sind dabei für die spätere Auswertung einem Zahlenwert zugeordnet. Die 36 Fragen (Items) fließen in der Auswertung in acht Subskalen hinein (Tab. 2):

Tabelle 3: Aufteilung der 36 Items auf die einzelnen Subskalen sowie des Items zur Veränderung des Gesundheitszustandes und deren Definition [28]

Subskala	Anzahl der Items	Definition
Körperliche Funktionsfähigkeit (KÖFU)	10	Ausmaß, in dem der Gesundheitszustand körperliche Aktivitäten wie Selbstversorgung, Gehen, Treppen steigen, bücken, heben und mittelschwere oder anstrengende Tätigkeiten beeinträchtigt
Körperliche Rollenfunktion (KÖRO)	4	Ausmaß, in dem der körperliche Gesundheitszustand die Arbeit oder andere tägliche Aktivitäten beeinträchtigt, z.B. weniger schaffen als gewöhnlich, Einschränkungen in der Art der Aktivitäten oder Schwierigkeiten bestimmte Aktivitäten auszuführen
Körperliche Schmerzen (SCHM)	2	Ausmaß an Schmerzen und Einfluss der Schmerzen auf die normale Arbeit, sowohl im als außerhalb des Hauses
Allgemeine Gesundheits-wahrnehmung (AGES)	5	Persönliche Beurteilung der Gesundheit, einschließlich aktueller Gesundheitszustand, zukünftige Erwartungen und Widerstandsfähigkeit gegenüber Erkrankungen
Vitalität (VITA)	4	Sich energiegeladen und voller Schwung fühlen versus müde und erschöpft
Soziale Funktionsfähigkeit (SOFU)	2	Ausmaß, in dem die körperliche Gesundheit oder emotionale Probleme normale soziale Aktivitäten beeinträchtigen
Emotionale Rollenfunktion (EMRO)	3	Ausmaß, in dem emotionale Probleme die Arbeit oder andere tägliche Aktivitäten, beeinträchtigen; u.a. weniger Zeit aufbringen, weniger schaffen und nicht so sorgfältig wie üblich arbeiten.
Psychisches Wohlbefinden (PSYC)	5	Allgemeine psychische Gesundheit, einschließlich Depression, Angst emotionale und verhaltensbezogene Kontrolle, allgemeine positive Gestimmtheit

Zur Vereinfachung werden die acht Subskalen in eine körperliche und psychische Summenskala eingebracht. Während körperliche Funktionsfähigkeit, körperliche Rollenfunktion und körperliche Schmerzen am meisten mit der körperlichen Summenskala übereinstimmen, korrelieren psychisches Wohlbefinden, emotionale Rollenfunktion und soziale Funktionsfähigkeit am ehesten mit der psychischen Summenskala. Für die Punkte Vitalität, soziale Funktionsfähigkeit und allgemeine Gesundheitswahrnehmung besteht keine eindeutige Zuordnungsmöglichkeit. Nach *Martin et. al.* könnten aber Vitalität und soziale Funktionsfähigkeit zur psychischen und die allgemeine Gesundheitswahrnehmung zur körperlichen Summenskala zugeordnet werden (s. Abb. 2) [96].

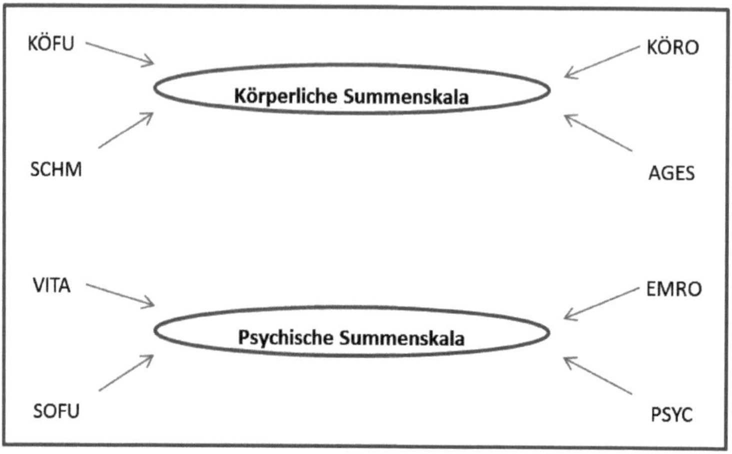

Abbildung 2: Summenskalen des SF-36

Für die abschließende Auswertung des SF-36 werden die Antworten addiert und gewichtet. Jede der acht Subskalen kann dabei einen Wert von 0 bis 100 annehmen. Wobei der Wert 100 jeweils der Besten zu erreichenden, gesundheitsbezogenen Lebensqualität entspricht.

Zuvor muss aber bei sieben Items eine Umpolung durchgeführt werden, da bei ihnen ein höherer Zahlenwert ursprünglich einem schlechteren Zustand entspricht. Außerdem haben Studien nachgewiesen, dass die Intervalle zwischen den einzelnen Antwortmöglichkeiten bei einigen Items nicht gleich groß waren, sodass man zusätzlich eine Rekalibrierung von drei Items vornehmen muss, um eine lineare Beziehung zwischen Itemwert und der Skalenbildung herzustellen [15,97].

Für die Berechnung der psychischen und physischen Summenwerte werden die acht Subskalen zu Hilfe genommen (s. Abb. 2). Durch Subtraktion des Mittelwertes der amerikanischen Normpopulation vom Mittelwert der untersuchten Population und Dividieren des Ergebnisses durch die Standardabweichung der amerikanischen Normstichprobe erfolgt die Bildung von einem z-Wert jeder Subskala. Jeder einzelne z-Wert wird mit den im Handbuch angegebenen körperlichen bzw. psychischen Regressionskoeffizienten multipliziert und die daraus resultierender acht Produkte miteinander addiert. Dadurch erreicht man eine unterschiedliche positive oder negative Gewichtung der einzelnen Subskalen im späteren Wert der physischen oder psychischen Summenskala. Abschließend werden diese so erhaltenen Rohwerte durch Multiplikation mit 10 und Addition von 50 umgeformt [15]. Im Gegensatz zu den Subskalen, deren Werteskala von 0 (schlechtester Wert) bis 100 (bester Wert) reicht, liegt den berechneten Summenskalen der Normwert von 50 zugrunde. Unterschreiten die summenskalierte Werte diesen Normwert, so ist dies als unterdurchschnittlich zu werten. Überschreiten die summenskalierte Werte den Normwert, so ist dies als überdurchschnittlich zu werten.

Zwar wurde die Validität und Reliabilität des SF-36 für die Schlaganfallpopulation in mehreren Studien bestätigt, aber es mehrten sich auch Stimmen, die auf Schwachstellen des SF-36 bezüglich Bildung großer Decken- und Bodenbildungseffekte hinwiesen. Außerdem wurden statistische Zweifel an der Bildung der Summationsskalen geäußert. Aus diesem Grund sollten zusätzliche, die soziale Funktion und alltägliche Aktivitäten berücksichtigende Messinstrumente benutzt werden, um eine umfassendere Übersicht über das Outcome der gesundheitsbezogenen Lebensqualität nach einem Schlaganfall zu bekommen [98-100].

2.4 Rehabilitationssport nach Schlaganfall

In die Sportgruppe wurden nur Teilnehmer eingeschlossen, die regelmäßig, mindestens einmal pro Woche über mindestens 24 Monate am Rehabilitationssport nach Schlaganfall teilnahmen.

Die Übungsleiter dieser Gruppen konnten alle eine Fachübungsleiterlizenz mit der Zusatzausbildung Schlaganfall zumeist mit der gleichen Ausbildung vorweisen. Bei den Sportgruppen betrug die maximale Teilnehmerzahl einer Übungsstunde grundsätzlich nicht mehr als 15 Teilnehmer je Übungsleiter.

Ziel des Rehabilitationssports ist es, die Ausdauer und die Kraft zu stärken, Koordination und Flexibilität zu verbessern und das Selbstbewusstsein zu stärken und Hilfe zur Selbsthilfe zu aktivieren. Mit den Mitteln des Sports und sportlich ausgerichteter Spiele in der Gruppe soll der Rehabilitationssport ganzheitlich auf die behinderten und von Behinderung bedrohten Menschen einwirken. Eine Übungsstunde wird vom Übungsleiter selbständig konzipiert und soll Übungen umfassen, die in der Gruppe im Rahmen regelmäßig abgehaltener Übungsveranstaltungen durchgeführt werden. Das gemeinsame Üben in festen Gruppen wird als Voraussetzung angesehen, um gruppendynamische Effekte zu fördern, den Erfahrungsaustausch zwischen den Betroffenen zu unterstützen und damit den Selbsthilfecharakter der Leistung zu stärken. Auch Entspannungsübungen sowie die Einübung des Gebrauchs technischer Hilfen können Bestandteil des Rehabilitationssports sein. Die einzelnen Maßnahmen werden vom Übungsleiter individuell auf die Erfordernisse der jeweiligen Teilnehmer abgestellt.

2.5 Statistik und elektronische Datenverarbeitung

2.5.1 Allgemeines

Die statistische Auswertung der Daten wurde mit SPSS Version 19.0 für Windows von IBM und dem Tabellenkalkulationssystem Excel 2010 von Microsoft vorgenommen. Die Dokumentation der vorliegenden Arbeit erfolgte mit Hilfe von Word 2010 von Microsoft sowie zusätzlich mit der Literatursoftware Endnote X4.

Ein persönliches Beratungsgespräch vor der statistischen Auswertung erfolgte durch das Institut für Biometrie in Tübingen.

2.5.2 Fragebogen zu sozialer Situation und Freizeitaktivitäten

Zur deskriptiven Messung der körperlichen Aktivität, des Freizeitverhaltens und der sozialen Situation der Teilnehmer wurde der Fragebogen zu sozialer Situation und Freizeitaktivitäten entworfen (Anhang A-2).

In der Auswertung wurden die absoluten und relativen Häufigkeiten in den einzelnen Antwortkategorien und deren Veränderungen im Laufe der Zeit dargestellt.

Zur Visualisierung wurden gestapelte Säulendiagramme gewählt, wobei pro Messung jeweils eine Säule die Gesamtzahl aller Antworten darstellt und diese dann entsprechend der relativen Häufigkeit der einzelnen Kategorien unterteilt wurden.

2.5.3 Short Form (SF)-36 Health Survey

Zur Darstellung der deskriptiven Statistik wurden für die metrischen Merkmale des SF-36 der Mittelwert (arithmetische Mittel), die Standardabweichung, das Minimum, die 25. Perzentile, der Median, die 75. Perzentile und das Maximum berechnet.

Zur Visualisierung wurden Liniendiagramme mit Datenpunkten, die die Mittelwerte der einzelnen Messungen darstellten, verwendet.

Zusätzlich wurden jeweils die Differenzen der Mittelwerte von Messung 1 und Messung 5 mittels Boxplots graphisch dargestellt: dabei stellt die Box das durch die Quartile (25-75 %) bestimmte Rechteck dar und umfasst somit die Hälfte aller Daten. Die Länge der Box bildet den Interquartilsabstand (IQR) ab, was einem Streuungsmaß entspricht. Als weiteres Streuungsmaß wurde der

Median in der Box eingezeichnet, welcher die Schiefe der Daten und somit die Verteilung nach links oder rechts angeben soll. Als Whiskers werden die vertikalen Linien bezeichnet, wobei der untere und der obere Whiskers jeweils das Minimum und Maximum ohne Ausreißer und Extremwerte darstellen. Kreise symbolisieren Ausreißer, die definiert sind als das 1,5 bis 3fache der Boxenlänge ober- oder unterhalb der Interquartilbox (sog. „milde" Ausreißer). Sternchen umfassen Werte, die mehr als das 3 fache der Boxenlänge von der Box entfernt liegen (sog. „extreme" Ausreißer).

Darüber hinaus wurden bei bestimmten Fragestellungen zur besseren Visualisierung der Ergebnisse Netzdiagramme verwendet, die die Mittelwerte der Subskalen des SF-36 abbilden.

Um die statistische Berechnung durchzuführen, wurde zunächst geprüft, ob für die entsprechenden Variablen eine Normverteilung zutrifft. Dafür wurde der Kolmogorov-Smirnov-Test (K-S-Test) benutzt. Erfüllte die entsprechende Variable die Kriterien der Normalverteilung, so erfolgte anschließend die Signifikanztestung mittels t-Test für verbundene und unverbundene Stichproben. Zeigte der K-S-Test keine hinreichende Normalverteilung, musste für die statistische Berechnung der Wilcoxon-Test für paarige Stichproben und der Mann-Whitney-U-Test durchgeführt werden

Als Signifikanzniveau wurde $\alpha = 0{,}05$ festgelegt. Ein statistisch signifikantes Ergebnis liegt somit bei einer Überschreitungswahrscheinlichkeit von $p \leq 0{,}05$ vor.

3. Ergebnisse

3.1 Patientenkollektiv

Insgesamt 33 Studienteilnehmer konnten die 8-jährige Untersuchungsphase mit allen drei Messungen abschließen (Tab. 4). Sie setzten sich aus 13 Männern und 4 Frauen in der Kontrollgruppe und 12 Männern und 4 Frauen in der Sportgruppe zusammen. Das Durchschnittsalter aller Studienteilnehmer lag zum Zeitpunkt der letzten Messung bei 72,5 Jahre, das der Sportgruppe bei 72,9 Jahre und das der Kontrollgruppe bei 72,1 Jahren.

Hinsichtlich der Art des Insultes konnte man in beiden Gruppen eine ähnliche Verteilung verzeichnen: die Sportgruppe kam auf 14 ischämische und 2 hämorrhagische Insulte, während die Kontrollgruppe 15 ischämische und 2 hämorrhagische Insulte aufwies. Auch hinsichtlich der betroffenen Körperseite sind die Gruppen vergleichbar: in der Sportgruppe war achtmal die rechte und achtmal die linke Körperseite, in der Kontrollgruppe war neunmal die rechte und achtmal die linke Körperseite betroffen.

Bezüglich des subjektiven motorischen Defizits bei Messung 5 waren in der Sportgruppe noch 8 Teilnehmer mit Arm und Bein, 4 Teilnehmer mit einem Arm und 3 Teilnehmer mit einem Bein betroffen. Ein Teilnehmer aus der Sportgruppe gab an, inzwischen keine motorischen Defizite vom Schlaganfall mehr zu haben. In der Kontrollgruppe waren noch 7 Teilnehmer, die ein motorisches Restdefizit von Arm und Bein angaben, bei weiteren 5 Teilnehmer war nur ein Arm und bei 4 Teilnehmern nur ein Bein betroffen. Wie auch in der Sportgruppe, so gab auch ein Teilnehmer der Kontrollgruppe an, inzwischen subjektiv keine motorischen Defizite mehr zu verspüren.

Tabelle 4: Zusammensetzung der Untersuchungsgruppen

	Kontrollgruppe n = 17	**Sportgruppe n = 16**
Alter bei Messung 5 (Lebensjahre)	Mittelwert: 72,1 Minimum: 59 Maximum: 84 Stdabw.: 7,2	Mittelwert: 72,9 Minimum: 62 Maximum: 80 Stdabw.: 4,5
Geschlecht	männlich: 13 weiblich: 4	männlich: 13 weiblich: 4
Ätiologie des Insults	ischämisch: 15 hämorrhagisch: 2	ischämisch: 14 hämorrhagisch: 2
betroffene Seite	rechts: 9 links: 8	rechts: 8 links: 8
Motorische Defizite bei M1	Arm und Bein: 7 Arm: 5 Bein:4 Keine:1	Arm und Bein: 8 Arm:4 Bein:3 Keine:1
Motorische Defizite bei M5	Arm und Bein: 7 Arm:5 Bein:4 Keine: 1	Arm und Bein: 8 Arm:4 Bein:3 Keine:1

Wenn man die Gruppen hinsichtlich des kardiovaskulären Risikoprofils vergleicht (Tab. 5), so zeigte sich in der Sportgruppe bezüglich der arteriellen Hypertonie eine Prävalenz von 85,5% (14 Teilnehmer), ähnlich der Kontrollgruppe mit 82,4% (13 Teilnehmer). Einen Diabetes mellitus hatten in der Sportgruppe 2 von 16 Teilnehmern (12,5 %) und in der Kontrollgruppe 3 von 17 Teilnehmern (17,6%); hiervon waren 2 Teilnehmer der Sportgruppe und 1 Teilnehmer der Kontrollgruppe insulinpflichtig. Eine koronare Herzerkrankung war bei 3 Teilnehmern der Sportgruppe (18,8%) und 2 Teilnehmern der Kontrollgruppe (11,8%) bekannt. Einen Myokardinfarkt haben in der Sportgruppe 2 Teilnehmer (12,5 %) und in der Kontrollgruppe 1 Teilnehmer (5,9%) erlitten. Eine periphere arterielle Verschlusskrankheit trat in der Sportgruppe bei einem Teilnehmer auf (6,3 %) und bei 3 Teilnehmern aus der Kontrollgruppe (17,6 %) auf. Regelmäßiger Nikotinkonsum kam in der Sportgruppe nicht vor, hingegen haben in der Kontrollgruppe 3 Teilnehmer regelmäßig durchschnittlich 10 Zigaretten / Tag geraucht (17,6 %).

Tabelle 5: Prävalenz kardiovaskulärer Riskiofaktoren und Erkrankungen

CVRF u. Erkrankungen	Kontrollgruppe n = 17	Sportgruppe n = 16
Arterielle Hypertonie	13 (82,4 %)	14 (85,5 %)
Diabetes mellitus Typ 2	3 (17,6 %)	2 (12,5 %)
Insulinpflichtiger Diab. Mell.	1 (5,9 %)	2 (12,5 %)
Koronare Herzerkrankung	2 (11,8 %)	3 (18,9 %)
Myokardinfarkt	1 (5,9 %)	2 (12,5 %)
Periphere arterielle Verschlusskrankheit	3 (17,6 %)	1(6,25 %)
Nikotinkonsum (ca. 10 Zigaretten / Tag) Vor dem Schlaganfall Bei M1 Bei M5	 3 (17,6%) 3 (17,6%) 3 (17,6%)	 0 0 0

3.2 Fragebogen zu sozialer Situation und Freizeitaktivität

3.2.1 Familienstand und Beruf

Zum Zeitpunkt der Messung 5 waren in der Sportgruppe 15 Teilnehmer verheiratet und lebten alle mit ihrem Partner zusammen. In der Kontrollgruppe waren ebenfalls 15 Teilnehmer verheiratet und lebten mit ihrem Partner zusammen. Ein Teilnehmer der Sportgruppe und zwei Teilnehmer der Kontrollgruppe waren alleinstehend, da verwitwet oder geschieden.

Beruflich arbeiteten nur noch 2 Teilnehmer aus der Sportgruppe und 1 Teilnehmer aus der Kontrollgruppe gelegentlich auf freiberuflicher Basis. Die restlichen Teilnehmer waren entweder berentet oder pensioniert.

3.2.2 Freizeitaktivitäten

Eine tabellarische Übersicht über diese Ergebnisse sind im Anhang aufgeführt (A-6).

3.2.2.1 Spazierengehen

37,6 % der Sportgruppenteilnehmer gingen vor dem Schlaganfall nie oder selten spazieren gegenüber 29,4 % der Teilnehmer in der Kontrollgruppe. 62,5 % der Sportgruppenteilnehmer und 70,6 % der Teilnehmer der Kontrollgruppe gingen vor dem Schlaganfall regelmäßig ein bis mehrmals die Woche bzw. fast täglich spazieren.

Direkt nach dem Schlaganfall bei Messung 1 macht sich in beiden Gruppen eine leichte Aktivitätssteigerung bemerkbar: während in der Sportgruppe nur noch 25 % der Teilnehmer und in der Kontrollgruppe 23,1 % der Teilnehmer nie oder nur selten diese Aktivität ausführten, hat sich der Anteil der Teilnehmer, die regelmäßig mindestens ein bis mehrmals die Woche bis sogar fast täglich Spazieren gehen, erhöht. Die Sportgruppe lag mit 75 % ähnlich bei der Kontrollgruppe von 77% der Teilnehmer.

Der Trend, vermehrt spazieren zu gehen, setzte sich in Messung 3 weiter fort: die Teilnehmer, die nie oder nur selten spazieren gingen, lagen in der Kontrollgruppe bei nur noch 5,9 % und in der Sportgruppe bei 12,5 %. Somit konnte man im Vergleich zu vor dem Schlaganfall für beide Gruppen bei Messung 3 eine Aktivitätssteigerung beim Spazierengehen messen.

Bei Messung 5 entwickelten sich die beiden Gruppen jedoch auseinander. Während die Sportgruppe selbst 8 Jahre nach dem Schlaganfall das relativ hohe Aktivitätsniveau annähernd halten kann (81,3 % gehen regelmäßig ein – bis mehrmals die Woche bis fast täglich spazieren), fällt die Kontrollgruppe in der gleichen Zeit hinter ihren schlechtesten Wert zurück (58,9 % gehen regelmäßig spazieren).

Obwohl beide Gruppen vor dem Schlaganfall mit ähnlichen Aktivitätswerten gestartet sind und im ersten Jahr beide eine Aktivitätssteigerung in dieser Kategorie erfahren, büßt die Kontrollgruppe nach acht Jahren deutlicher in ihrem Aktivitätsniveau ein und ist insgesamt weniger aktiver als vor dem Schlaganfall. Die Sportgruppe wiederum schafft es, bei Messung 5 ihren Aktivitätslevel auf hohem Niveau zu halten und ist 8 Jahre nach dem Schlaganfall in dieser Kategorie aktiver als zuvor (vgl. Tab. 6, Abb. 3 und 4).

Tabelle 6: Spazierengehen, Häufigkeiten

Gruppe	Häufigkeit in %	Vor dem Insult	M1	M3	M5
Kontrolle	Nie	5,9	7,7	0	17,6
	Seltener	23,5	15,4	5,9	23,5
	Ein- bis mehrmals / Woche	35,3	30,8	64,7	47,1
	fast täglich	35,3	46,2	29,4	11,8
Sport	Nie	6,3	0	0	12,5
	Seltener	31,3	25	12,5	6,3
	Ein- bis mehrmals / Woche	62,5	50	56,3	50
	fast täglich	0	25	31,3	31,3

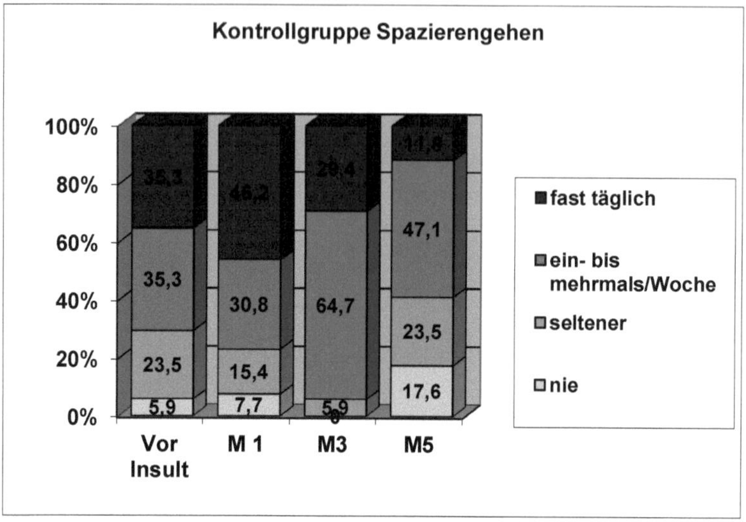

Abbildung 3: Spazierengehen, Häufigkeiten der Kontrollgruppe

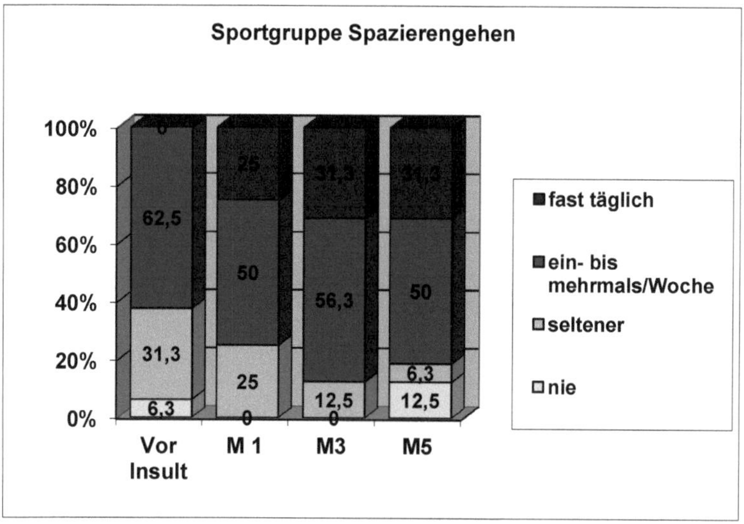

Abbildung 4: Spazierengehen, Häufigkeiten der Sportgruppe

3.2.2.2 Gartenarbeiten

Vor dem Schlaganfall waren die Teilnehmer der Sportgruppe, welche regelmäßige Gartenarbeit ausübten, mit 62,5 % leicht aktiver als die Teilnehmer der Kontrollgruppe mit 53%. 37,6 % der Sportgruppe und 47,1 % der Kontrollgruppe verrichteten nie oder nur selten Gartenarbeiten.

Bei der ersten Messung nach dem Schlaganfall kam es in beiden Gruppen zu einem deutlichen Aktivitätsrückgang: nur noch 50,1 % der Sportgruppen-Teilnehmer und 38,5 % der Kontrollgruppen-Teilnehmer gaben an, regelmäßig mindestens einmal die Woche oder öfters im Garten Arbeiten zu verrichten. Der Anteil, die seltener oder fast nie im Garten arbeiteten, erhöhte sich in der Sportgruppe auf 50,1 % und in der Kontrollgruppe auf 61,5 %.

Bei Messung 3 (12 Monate nach Studieneinschluss) erreichte die Kontrollgruppe einen Aktivitätszuwachs und lag mit 58,9 % der Teilnehmer, die regelmäßig ein bis mehrmals die Woche bis fast täglich Gartenarbeiten durchführten, deutlich über denen in der Sportgruppe, die nur noch auf 43,8 % kam.

Den kontinuierlichen Aktivitätsverlust im ersten Jahr konnte die Sportgruppe aber im weiteren Verlauf umkehren und erreichte bei M5 fast ein ähnliches Aktivitätsniveau wie vor dem Schlaganfall, wobei der Anteil an Teilnehmern aus dieser Gruppe, die fast täglich diese Freizeitaktivität durchführten von vor dem Schlaganfall bei 25% auf 0 % zurückging. Die Kontrollgruppe konnte das erreichte Aktivitätsniveau von M3 bei M5 halten und konnte den Ausgangswert von vor dem Schlaganfall sogar marginal leicht verbessern (vgl. Tab. 7, Abb. 5 u. 6).

Tabelle 7: Gartenarbeit, Häufigkeiten

Gruppe	Häufigkeit in %	Vor dem Insult	M1	M3	M5
Kontrolle	Nie	35,3	61,5	41,2	17,6
	Seltener	11,8	0	0	23,5
	Ein- bis mehrmals / Woche	41,2	30,8	47,1	47,1
	fast täglich	11,8	7,7	11,8	11,8
Sport	Nie	31,3	31,3	25	25
	Seltener	6,3	18,8	31,3	18,8
	Ein- bis mehrmals / Woche	37,5	43,8	25	56,3
	fast täglich	25	6,3	18,8	0

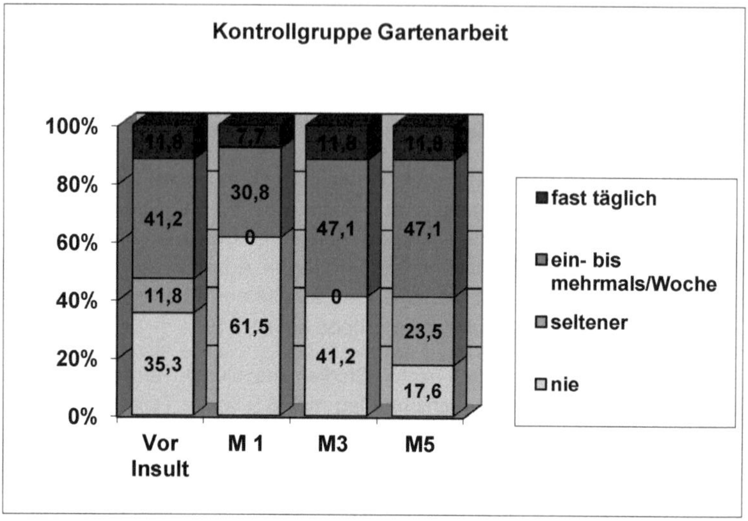

Abbildung 5: Gartenarbeit, Häufigkeiten der Kontrollgruppe

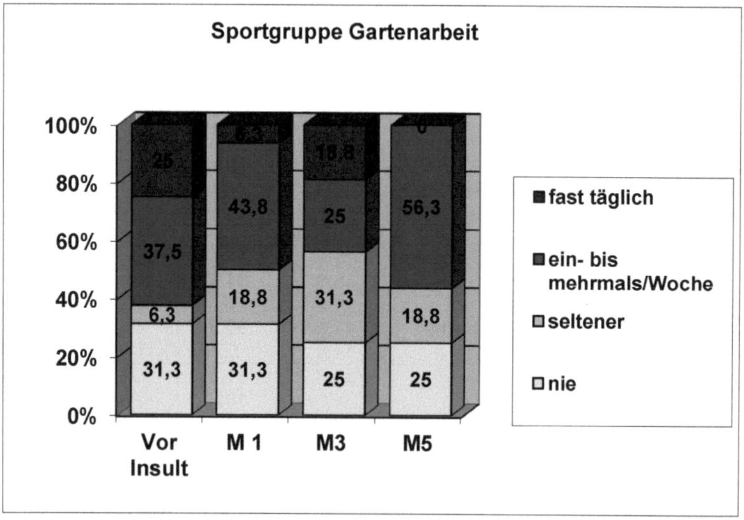

Abbildung 6: Gartenarbeit, Häufigkeiten der Sportgruppe

3.2.2.3 Fernsehen

Vor dem Schlaganfall schauten alle Teilnehmer der Kontrollgruppe und 93,8 % der Sportgruppe regelmäßig ein- bis mehrmals pro Woche bis fast täglich Fernsehen.

Diese Häufigkeit änderte sich nicht wesentlich direkt nach dem Schlaganfall bei Messung 1: Die Sportgruppe schaute mit 93,8 % und die Kontrollgruppe mit 92,3 % regelmäßig bis fast täglich fern.

Auch in Messung 3 war der Fernsehkonsum fast unverändert: in der Kontrollgruppe waren es 94,1 % und in der Sportgruppe 87,5 % der Teilnehmer, die regelmäßig und oft Fernsehen schauten.

Acht Jahre nach dem Schlaganfall konnte man anlässlich der Messung M5 keine wesentliche Änderung in beiden Gruppen erkennen. Die Sportgruppe schaute zu 100% regelmäßig bis fast täglich fern, die Kontrollgruppe lag mit 94,1 % knapp darunter (vgl. Tab. 8, Abb.7/8).

Tabelle 8: Fernsehen, Häufigkeiten

Gruppe	Häufigkeit in %	Vor dem Insult	M1	M3	M5
Kontrolle	Nie	0	0	5,9	0
	Seltener	0	7,7	0	5,9
	Ein- bis mehrmals / Woche	29,4	15,4	5,9	41,2
	fast täglich	70,6	76,9	88,2	52,9
Sport	Nie	0	0	0	0
	Seltener	6,3	6,3	12,5	0
	Ein- bis mehrmals / Woche	12,5	12,5	12,5	62,5
	fast täglich	81,3	81,3	75	37,5

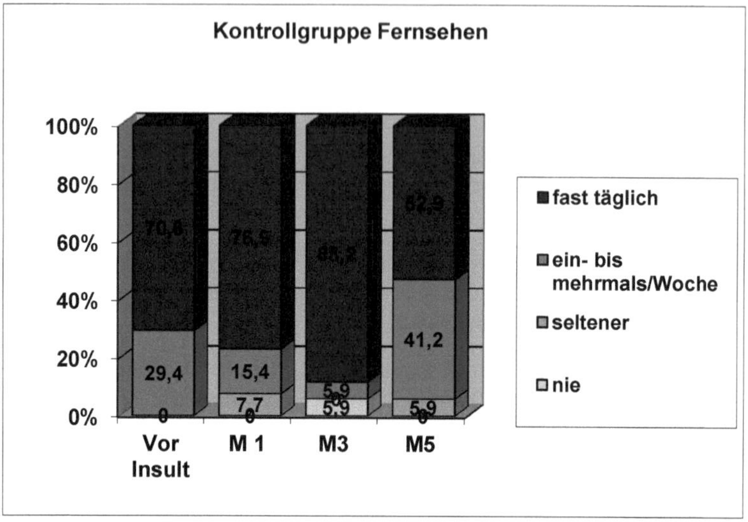

Abbildung 7: Fernsehen, Häufigkeiten der Kontrollgruppe

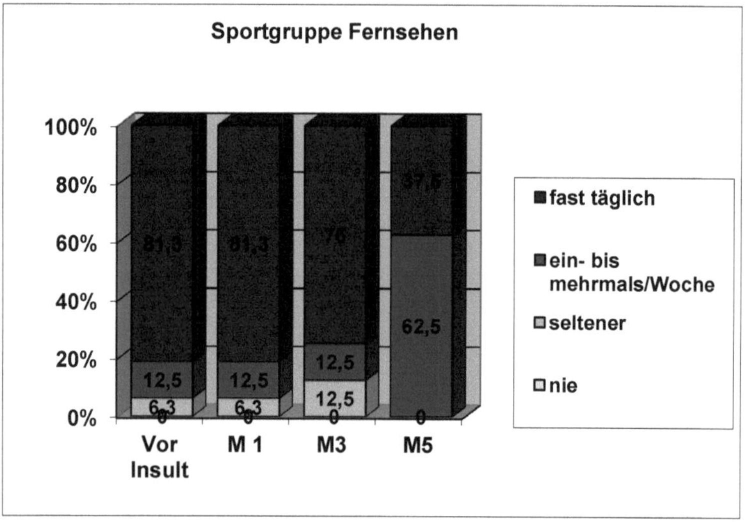

Abbildung 8: Sportgruppe, Häufigkeiten Fernsehen

3.2.2.4 Ausgehen

Die Aktivität „Ausgehen“ beschreibt Aktivitäten wie Kino-, Theater-, Restaurantbesuche, o.ä.

In dieser Aktivität konnte man zu Beginn vor dem Schlaganfall eine Gruppendivergenz erkennen: während die Kontrollgruppe mit nur 11,8 % der Teilnehmer regelmäßig ein- bis mehrmals die Woche ausging, war die Sportgruppe mit 62,5 % hingegen deutlich aktiver.

In den ersten Wochen nach dem Schlaganfall anlässlich der Messung 1 verbesserte sich das Aktivitätsniveau der Kontrollgruppe ein wenig: 23,1 % der Teilnehmer gingen ein- bis mehrmals pro Woche aus. Die Sportgruppe hingegen verzeichnete bei dieser Messung einen deutlichen Rückgang von 62,5 auf 31,3 % der Teilnehmer, die regelmäßig mindestens ein- bis mehrmals die Woche oder fast täglich ausgehen.

12 Monate nach Studieneinschluss bei Messung 3 änderte sich an der Aktivität in beiden Gruppen nichts Wesentliches: es gingen weiterhin nur 23,5 % in der Kontrollgruppe und 37,5 % der Sportgruppen-Teilnehmer regelmäßig ein – bis mehrmals die Woche oder fast täglich aus.

Nach 8 Jahren bei Messung 5 kam es in der Kontrollgruppe zu einem Rückgang der Aktivität, nur noch 11,8 % der Teilnehmer gaben an, jetzt regelmäßig auszugehen. Somit erreichte die Kontrollgruppe das gleich niedrige Aktivitätsniveau wie vor dem Schlaganfall. Zugenommen hat der Anteil der Teilnehmer der Kontrollgruppe, die nicht ausgehen: bei M5 waren es 29,4 % die angaben, nie auszugehen. Die Sportgruppe hingegen behielt das nach dem Schlaganfall aufgetretene Aktivitätsniveau weitgehend bei, hat aber insgesamt nach dem Schlaganfall einen deutlichen Aktivitätsrückgang im Vergleich zu früher erfahren müssen. (Vgl. Tab. 9, Abb. 9 u. 10).

Tabelle 9: Ausgehen, Häufigkeiten

Gruppe	Häufigkeit in %	Vor dem Insult	M1	M3	M5
Kontrolle	Nie	11,8	15,4	29,4	29,4
	Seltener	76,5	61,5	47,1	58,8
	Ein- bis mehrmals / Woche	11,8	23,1	23,5	5,9
	fast täglich	0	0	0	5,9
Sport	Nie	0	6,3	0	0
	Seltener	37,5	62,5	62,5	68,8
	Ein- bis mehrmals / Woche	62,5	31,3	37,5	31,3
	fast täglich	0	0	0	0

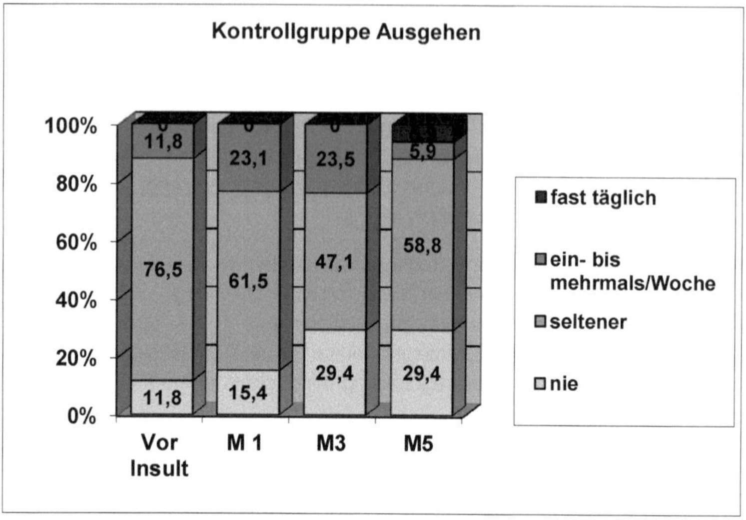

Abbildung 9: Kontrollgruppe, Häufigkeiten Ausgehen

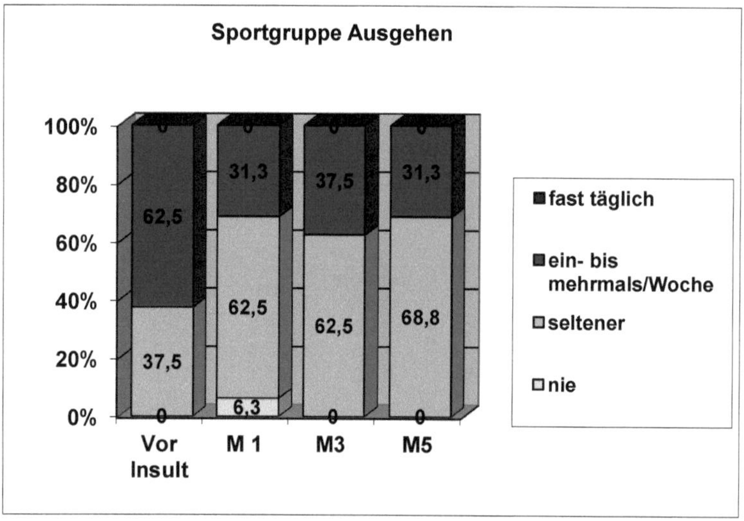

Abbildung 10: Sportgruppe, Häufigkeiten Ausgehen

3.2.2.5 Sport

In ihrer sportlichen Aktivität vor dem Schlaganfall waren beide Gruppen miteinander vergleichbar: von der Kontrollgruppe gaben 47,1 % der Teilnehmer an, vor dem Schlaganfall regelmäßig ein – bis mehrfach die Woche bis fast täglich Sport getrieben zu haben. Analog dazu kam die Sportgruppe auf 43,8 % Teilnehmer, die regelmäßig sportlich aktiv waren.

Bei der ersten Messung nach dem Schlaganfall konnte man bei der Kontrollgruppe einen deutlichen Einbruch der sportlichen Aktivität verzeichnen: gerade noch 7,1 % der Teilnehmer waren ein – bis mehrmals die Woche sportlich aktiv. Die restlichen 92,9 % gaben an, nie oder nur noch selten Sport zu treiben. Da in der Sportgruppe verständlicherweise alle Teilnehmer mindestens einmal pro Woche im Rehabilitationssport sportlich aktiv waren, sind die 100% der Sportgruppen-Teilnehmer, die regelmäßig Sport bei M1 trieben, nicht überraschend.

Knapp ein Jahr nach dem Studieneinschluss bei M3 haben 17,7 % der Teilnehmer der Kontrollgruppe eine regelmäßige sportliche Aktivität wieder aufgenommen. Dies ist aber immer noch weit unter ihrem Wert von vor dem Schlaganfall. Interessanterweise gaben davon 11,8 % der Kontrollgruppen-Teilnehmer an, fast täglich Sport zu treiben Die Sportgruppe erreichte weiterhin 100% in ihrer regelmäßigen sportlichen Aktivität, aber der Anteil an fast täglich Sporttreibenden erhöhte sich auch in dieser Gruppe auf beachtliche 25%.

In der abschließenden Messung 8 Jahre nach dem Schlaganfall hat sich die Kontrollgruppe hinsichtlich ihrer regelmäßigen sportlichen Aktivität nur marginal auf 23,6 % verbessern können. Die restlichen 75,6 % waren selten oder nie sportlich aktiv. Die Sportgruppe hingegen konnte überraschenderweise das sportliche Aktivitätsniveau auch Jahre danach weitgehend halten: zwar gaben nur noch 6,3 % der Teilnehmer an, fast täglich Sport zu treiben, doch mit 93,8 % der Sportgruppen-Teilnehmer, die ein – bis mehrmals die Woche Sport trieben, hielt sich die Sportgruppe auch nach Beendigung des Rehabilitationssportes auf einem sehr hohen Aktivitätsniveau. (Vgl. Tab. 10, Abb. 11 u.12).

Tabelle 10: Sport, Häufigkeiten

Gruppe	Häufigkeit in %	Vor dem Insult	M1	M3	M5
Kontrolle	Nie	52,9	64,3	70,6	58,8
	Seltener	0	28,6	11,8	17,6
	Ein- bis mehrmals / Woche	41,2	7,1	5,9	11,8
	fast täglich	5,9	0	11,8	11,8
Sport	Nie	31,1	0	0	6,3
	Seltener	25	0	0	0
	Ein- bis mehrmals / Woche	31,3	93,8	75	87,5
	fast täglich	12,5	6,3	25	6,3

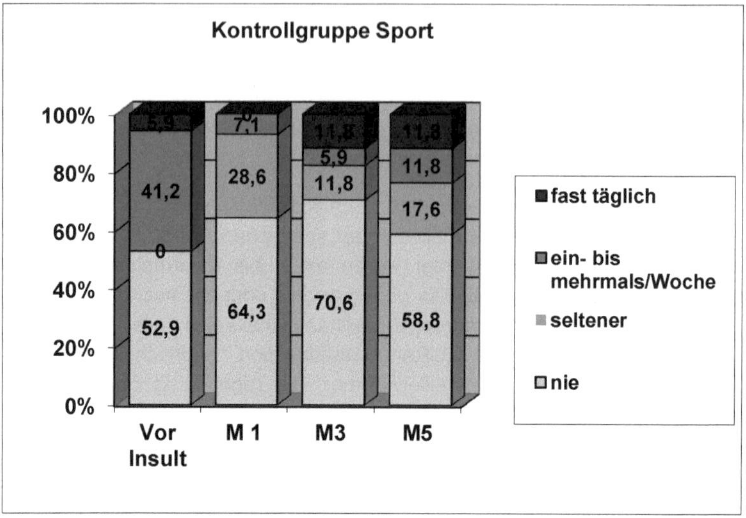

Abbildung 11: Kontrollgruppe, Häufigkeiten Sport

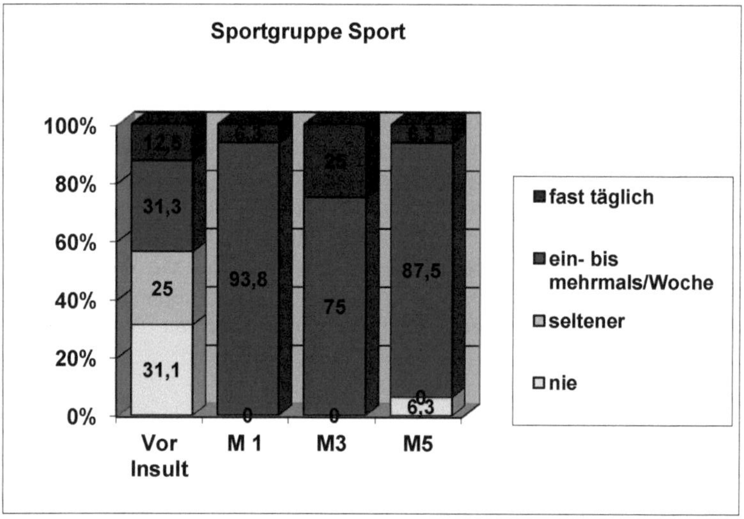

Abbildung 12: Sportgruppe, Häufigkeiten Sport

3.2.2.6 Freunde/Bekannte besuchen / besucht werden

Beide Gruppen waren in der Zeit vor dem Schlaganfall, was die Häufigkeit von Besuchen von oder bei Freunden und Bekannten angeht, vergleichbar aktiv. In der Sportgruppe gaben 50% der Teilnehmer an, sich ein- bis mehrmals die Woche zuhause oder außerhaus mit anderen Menschen zu treffen. In der Kontrollgruppe waren es sogar mit 58,8 % der Teilnehmer etwas mehr.

Direkt nach dem Schlaganfall konnte man bei Messung 1 einen Rückgang in beiden Gruppen feststellen: in der Kontrollgruppe war es lediglich nur ein leichter Rückgang auf 46,1 % der Teilnehmer, die sich ein- bis mehrmals die Woche mit Freunden oder Bekannten getroffen haben. In der Sportgruppe war der Rückgang auf 31,3 % der Teilnehmer, die noch regelmäßig Besuche empfingen oder machten, stärker ausgeprägt.

Bei Messung 3 hat sich das Aktivitätsniveau in beiden Gruppen wieder verbessern können. Die Sportgruppe schaffte es sogar, mit 68,8 % der Teilnehmer, die regelmäßig Besuch erhielten oder Besuche unternahmen, die Kontrollgruppe mit 52,9 % zu überholen.

Acht Jahre nach dem Schlaganfall bei Messung 5 hat sich die Kontrollgruppe zunehmend aus der sozialen Interaktion zurückgezogen: nur noch 11,8 % der Kontrollgruppenteilnehmer gaben an, sich ein – bis mehrmals die Woche mit Freunde oder Bekannten zu treffen. Somit fällt die Kontrollgruppe mit diesem Abschlusswert weit hinter ihren Ausgangswert von vor dem Schlaganfall zurück. Ganze 88,3 % der Kontrollgruppen-Teilnehmer treffen sich inzwischen nie oder nur noch selten mit Freunden oder Bekannten. Auch die Sportgruppe konnte ihr Aktivitätsniveau von der Messung 3 nicht halten. Allerdings erreicht die Sportgruppe mit 43,8% der Teilnehmer, die sich ein – bis mehrmals die Woche Freunde oder Bekannte besuchen oder besucht werden annähernd ihr ursprüngliches Ausgangsniveau von der Zeit vor dem Schlaganfall. (Vgl. Tab.11, Abb.13 und 14).

Tabelle 11: Freunde / Bekannte besuchen / besucht werden, Häufigkeiten

Gruppe	Häufigkeit in %	Vor dem Insult	M1	M3	M5
Kontrolle	Nie	17,6	30,8	11,8	11,8
	Seltener	23,5	23,1	35,3	76,5
	Ein- bis mehrmals / Woche	58,8	46,2	52,9	11,8
	fast täglich	0	0	0	0
Sport	Nie	6,3	6,3	0	6,3
	Seltener	43,8	62,5	31,3	50
	Ein- bis mehrmals / Woche	50	31,3	68,8	43,8
	fast täglich	0	0	0	0

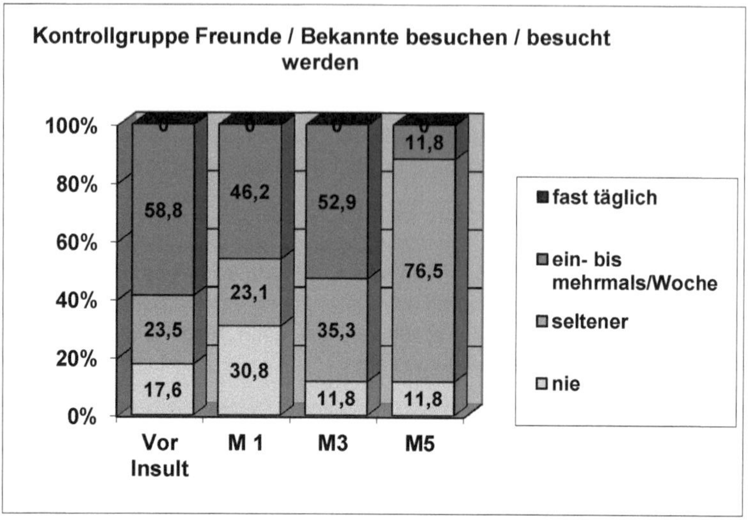

Abbildung 13: Kontrollgruppe, Häufigkeiten Besuche

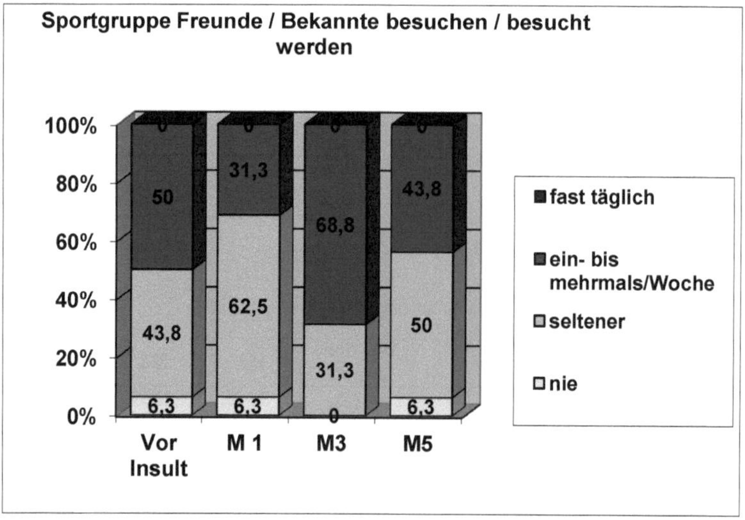

Abbildung 14: Sportgruppe, Häufigkeiten Besuche

3.3 Short Form (SF) – 36 Health Survey

Bei allen 33 Teilnehmern wurde zu den drei Messzeitpunkten mittels des SF-36 die gesundheitsbezogene Lebensqualität gemessen. In den folgenden Unterkapiteln sind die Ergebnisse der acht Subskalen des SF-36 und der zwei Summenskalen detailliert aufgeführt.

In dem darauffolgenden Text und in den Netzdiagrammen sind die einzelnen Subskalen zusammenfassend dargestellt. Die dabei verwendeten Abkürzungen können folgender Tabelle entnommen werden (Tab. 12):

Tabelle 12: SF-36 Subskalen und deren Abkürzungen

Subskala	Abkürzung
Körperliche Funktionsfähigkeit	KÖFU
Körperliche Rollenfunktion	KÖRO
Körperliche Schmerzen	KÖSCHM
Allg. Gesundheitswahrnehmung	ALLG
Vitalität	VITA
Psychisches Wohlbefinden	PSYC
Emotionale Rollenfunktion	EMRO
Soziale Funktionsfähigkeit	SOFU

Zusätzlich werden im Anhang alle dargestellten Ergebnisse nochmals in einer tabellarischen Zusammenfassung festgehalten (Anhang A-7 und A-8).

3.3.1 Körperliche Funktionsfähigkeit

Die körperliche Funktionsfähigkeit versucht das Ausmaß zu beschreiben, in dem der Gesundheitszustand körperliche Aktivitäten wie Selbstversorgung, gehen, Treppen steigen, bücken, heben und mittelschwere oder anstrengende Tätigkeiten beeinträchtigt.

Betrachtet man zuerst die Ausgangswerte der ersten Messung (M1) beider Gruppen der körperlichen Funktionsfähigkeit, so liegen diese nicht unweit voneinander entfernt: die Kontrollgruppe erreicht 67,1 und die Sportgruppe 65 Punkte auf der Summenskala (p = 0,785).

Nach 12 Monaten anlässlich der Messung 3 konnten beide Gruppen eine leichte Verbesserung dieser Subskala verzeichnen, die Kontrollgruppe kam dabei auf 68,8 und die Sportgruppe auf 70,3 Punkte (p = 0,845). Beide Verbesserungen waren allerdings nicht statistisch signifikant (Kontrollgruppe M1 nach M3: p = 0,678; Sportgruppe M1 nach M3: p = 0,146).

Nach insgesamt 8 Jahren haben sich beide Gruppen wieder in diesem Skalenwerten im Vergleich zu M3 verschlechtert. Die Kontrollgruppe erreichte nur noch 56,2 und liegt damit unter ihrem Ausgangswert von 67,1 Punkten. Die Sportgruppe verschlechterte sich zwar auch im Vergleich zu M3, kam aber mit

65 Punkten auf den gleichen Ausgangswert wie bei M1. Diese Konstanz der Sportgruppe zwischen M1 und M5 spiegelt sich im p = 1,0 wider. Die Verschlechterung der Kontrollgruppe von M1 nach M5 beträgt 10,9 Punkte, der statistische Vergleich dieser Differenz erbrachte keine Signifikanz (p = 0,251) (Vgl. Tab. 13/14, Abb. 15 und 16).

Tabelle 13: SF-36, körperliche Funktionsfähigkeit
Gruppe (Gr.), Messung (M), Mittelwert, Standardabweichung (Stdabw.), Minimum (Min), 25. Perzentile (25), Median (Med), 75. Perzentile (75), Maximum (Max), p-Wert (M1 zu M3, M3 zu M5, M1 zu M5).

Gr.	M	Mittel-wert	Std-abw.	Min	25	Med	75	Max	p-Wert
Kontrolle	M1	67,06	20,8	30	50	70	85	100	0,678
	M3	68,82	21,0	20	52,5	75	85	95	0,117
	M5	56,18	28,4	5	35	60	80	90	0,162
Sport	M1	65	22,1	35	42,5	65	85	100	0,146
	M3	70,3	22,2	30	51,25	72,5	90	100	0,232
	M5	65	24,3	10	50	65	88,75	95	1,0

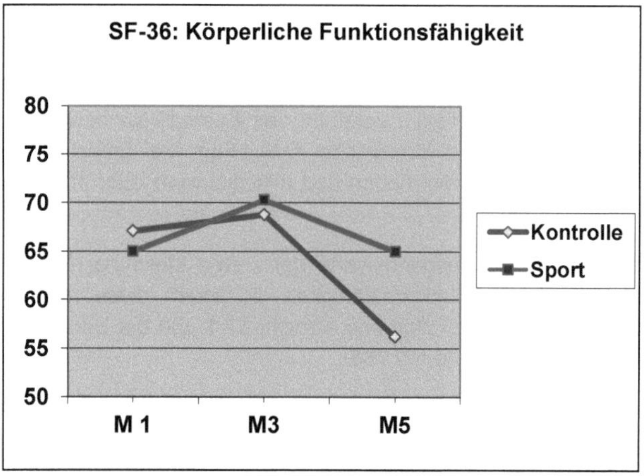

Abbildung 15: SF-36, körperliche Funktionsfähigkeit
Mittelwerte bei Messung M1, M3 und M5

Tabelle 14: SF-36, körperliche Funktionsfähigkeit Differenz von M5 zu M1 Gruppe, Mittelwert, Standardabweichung (Stdabw.), Minimum (Min), 25. Perzentile (25), Median, 75. Perzentile, Maximum (Max), p-Wert (Sport M5-M1 vs. Kontrolle M5-M1).

Gruppe	Mittel-wert	Stdabw.	Min	25	Median	75	Max	p-Wert
Kontrolle	-10,9	30,6	-65	-32,5	-10	7,5	40	,251
Sport	0	22,3	-50	-8,75	0	10	50	

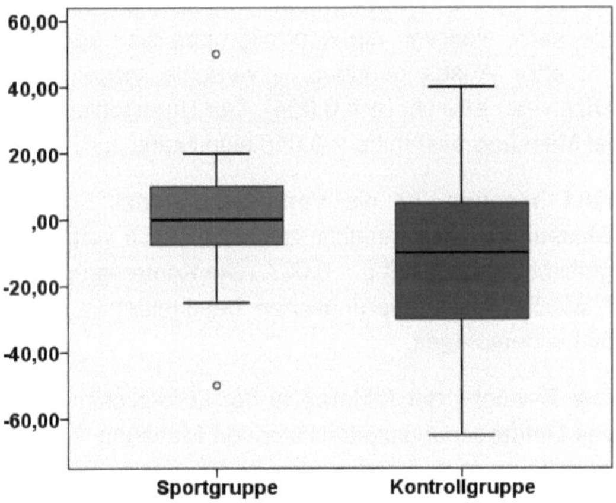

Abbildung 16: SF-36, körperliche Funktionsfähigkeit, Differenz von M5 zu M1: Median, Box = Interquartilbereich (IQB), Whiskers = Fälle innerhalb 1,5 IQBs ober- oder unterhalb des IQB

3.3.2 Körperliche Rollenfunktion

Die körperliche Rollenfunktion beschreibt das Ausmaß, in dem der körperliche Gesundheitszustand die Arbeit oder andere tägliche Aktivitäten beeinträchtigt, z.B. weniger schaffen als gewöhnlich, Einschränkungen in der Art der Aktivitäten oder Schwierigkeiten bestimmte Aktivitäten auszuführen.

Zu Beginn lagen die Ausgangswerte der Messung 1 von der Sportgruppe bei 37,5 und von der Kontrollgruppe etwas niedriger bei 27,9 Punkten (p = 0,437).

Nach einem Jahr konnten sich die beide Gruppen zur Messung 3 hin verbessern, die Sportgruppe erreichte 56,3 und die Kontrollgruppe 51,5 Punkte, beide Verbesserungen waren allerdings statistisch nicht signifikant.

Nach der Messung 3 kam es zwischen den beiden Gruppen zu einer gegenläufigen Entwicklung: Die Sportgruppe konnte sich deutlich auf 67,2 Punkte weiter verbessern, während die Kontrollgruppe sich auf 29,4 Punkte - also fast wieder ihr altes Ausgangsniveau – verschlechterte und damit das definierte Signifikanzniveau erreicht (p = 0,054). Der Unterschied zwischen den beiden Gruppen bei Messung 5 ist mit p = 0,015 signifikant.

Im zeitlichen Verlauf gesehen, ist die Verbesserung der Sportgruppe von Messung 1 nach Messung 5 zwar deutlich, aber statistisch verpasst sie knapp den definierten Signifikanzbereich mit p = 0,067. Die Kontrollgruppe erreicht bei M5 hingegen fast wieder ihren ursprünglichen bescheidenen Ausgangswert, was sich in p = 0,864 widerspiegelt.

Der durchschnittliche Zuwachs der Mittelwerte der körperlichen Rollenfunktion betrug innerhalb des Untersuchungszeitraumes von Messung 1 nach Messung 5 in der Kontrollgruppe somit 1,5 und in der Sportgruppe 29,7 Punkte. Der statistische Vergleich dieser Werte erbrachte keine Signifikanz (p = 0,198) (Vgl. Tab. 15/16 und Abb. 17/18).

Tabelle 15: SF-36, körperliche Rollenfunktion
Legende vergleiche Tabelle 13

Gruppe	M	Mittel-wert	Std-abw.	Min	25	Median	75	Max	p-Wert
Kontrolle	M 1	27,9	32,9	0	0	25,0	50	100	0,107
	M 3	51,5	47,2	0	0	50,0	100	100	**0,054**
	M 5	29,4	40,7	0	0	0,0	62,5	100	0,864
Sport	M 1	37,5	36,5	0	0	25	75	100	0,077
	M 3	56,3	39,3	0	25	50	100	100	0,254
	M 5	67,2	38,4	0	50	75	100	100	0,067

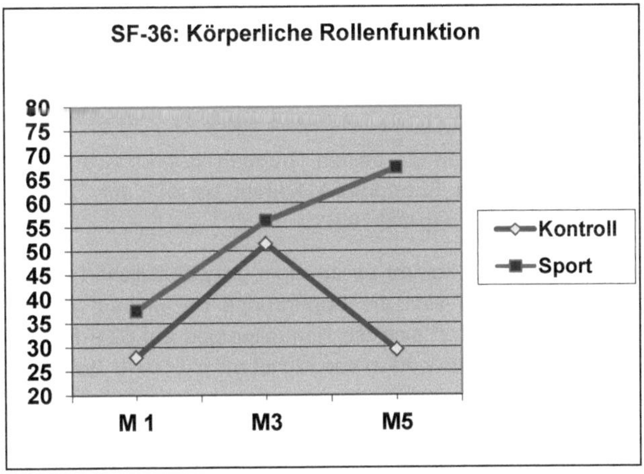

Abbildung 17: SF-36, körperliche Rollenfunktion
Mittelwerte bei Messung 1, 3 und 5.

Tabelle 16: SF-36, körperliche Rollenfunktion, Differenz von M5 zu M1: Legende vergleiche Tabelle 14

Gruppe	Mittel-wert	Stdabw.	Min	25	Median	75	Max	p-Wert
Kontrolle	1,5	64,6	-100	-50	0	62,5	100	0,198
Sport	29,7	57,9	-100	0	25	75	100	

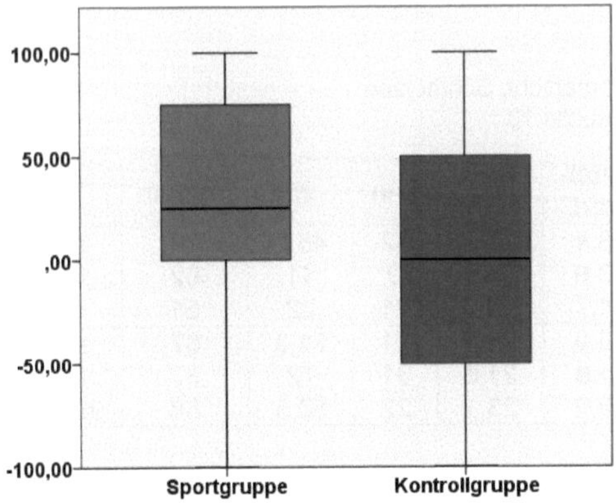

Abbildung 18: SF-36, körperliche Rollenfunktion
Legende vergleiche Abbildung 16

3.1.3 Körperliche Schmerzen

Die Subskala der körperlichen Schmerzen beschreibt das Ausmaß und den Einfluss der Schmerzen auf die normale Arbeit, sowohl im als auch außerhalb des Hauses.

Auch in dieser Subskala liegen die beiden Gruppen in ihren Ausgangswerten fast gleich beieinander: die Sportgruppe kommt bei M1 auf 75,9 und die Kontrollgruppe auf 73,4 Punkte (p = 0,792).

Innerhalb des ersten Jahres kommt es zu einer gegensätzlichen Entwicklung beider Gruppen: Während sich die Sportgruppe bei M3 auf 81,8 Punkte verbessern kann, verschlechtert sich die Kontrollgruppe auf 63,9 Punkte. Die Differenz zwischen diesen Mittelwerten von M3 ist mit p = 0,073 statistisch noch nicht signifikant.

Bei M5 zeigt sich nun auch bei der Sportgruppe ein negativer Trend hinsichtlich der körperlichen Schmerzen: die Sportgruppe verschlechtert sich auf 69,9 Punkte, d.h. sie findet sich bei M5 leicht unterhalb ihres Ausgangswertes (p = 0,505) wieder. Der Abwärtstrend der Kontrollgruppe setzt sich zu M5 hin weiter fort und liegt abschließend bei 51,7 Punkten. Der Verschlechterung zwischen M1 und M5 in der Kontrollgruppe erfüllt das definierte Signifikanzniveau mit p = 0,008.

Die durchschnittliche Abnahme innerhalb von M1 zu M5 betrug bei der Kontrollgruppe -21,7 und in der Sportgruppe -6,1 Punkte, der Vergleich dieser Werte ist mit p = 0,180 statistisch nicht signifikant (Vgl. Tab. 17/18 und Abb. 19/20).

Tabelle 17: SF-36, körperliche Schmerzen
Legende vergleiche Tabelle 13

Gruppe	M	Mittel-wert	Std-abw.	Min	25	Median	75	Max	p-Wert
Kontrolle	M 1	73,4	27,8	32	46,5	74	100	100	0,155
	M 3	63,9	32,5	0	41	62	100	100	0,136
	M 5	51,7	24,7	21	22	51	73	100	**0,008**
Sport	M 1	75,9	26,6	31	51,3	87	100	100	0,341
	M 3	81,8	21,6	31	72	87	100	100	0,095
	M 5	69,9	23,1	22	53,5	68	96,25	100	0,505

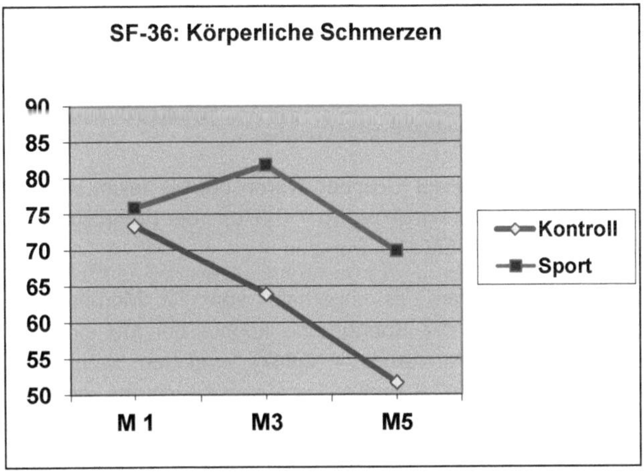

Abbildung 19 : SF-36, körperliche Schmerzen
Mittelwerte bei Messung M1, M3 und M5

Tabelle 18: SF-36, körperliche Schmerzen
Legende vergleiche Tabelle 14

Gruppe	Mittel-wert	Stdabw.	Min	25	Median	75	Max	p-Wert
Kontrolle	-21,7	29,5	-78	-40	-26	-1	39	0,180
Sport	-6,1	35,5	-59	-38,8	0	17,3	59	

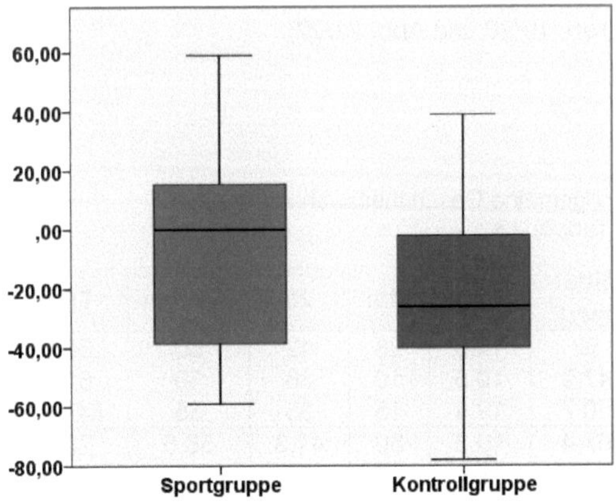

Abbildung 20: SF36, körperliche Schmerzen
Legende vergleiche Abbildung 16

3.2.4 Allgemeine Gesundheitswahrnehmung

Die allgemeine Gesundheitswahrnehmung beschreibt die persönliche Beurteilung der Gesundheit, einschließlich des aktuellen Gesundheitszustandes, die zukünftige Erwartungen und die Widerstandsfähigkeit gegenüber Erkrankungen.

Die beiden Ausgangswerte der Gruppen waren bei M1 leicht unterschiedlich, wenn auch nicht statistisch signifikant (p = 0,370): die Kontrollgruppe begann bei 52 und die Sportgruppe bei 57,4 Punkten.

Im weiteren Verlauf kam es innerhalb von 12 Monaten zu einem gegensätzlichen Verlauf: die Sportgruppe konnte bei M3 eine signifikante Verbesserung auf 64,3 Punkte (**p = 0,047**) erreichen, während sich die Kontrollgruppe bei M3 auf 47,9 Punkte leicht verschlechterte, ein Wert der im Vergleich zum Ausgangswert dieser Gruppe allerdings nicht signifikant war (p = 0,315). Vergleicht man die Mittelwerte von M3 der beiden Gruppen, so erreicht der Unterschied das definierte Signifikanzniveau mit p = 0,017.

Dieser signifikante Unterschied wird aber nach 8 Jahren nicht mehr gehalten. Bei M5 kommt es zu einer Annäherung beider Gruppen, wobei die Sportgruppe mit 55,3 Punkten leicht ihren Ausgangswert von 57,4 Punkten unterschreitet. Die Kontrollgruppe kann die in M3 gemessene Verschlechterung teilweise wieder verbessern, liegt aber mit 50,7 Punkten auch leicht unter ihrem ursprünglichen Ausgangsniveau von 52,0 Punkten.

Betrachtet man die absoluten Unterschiede der Messungen 1 und 5 in den beiden Gruppen, so verschlechtert sich die Kontrollgruppe mit 1,3 Punkten im Verlauf des Untersuchungszeitraums im Vergleich zu 2,1 Punkten bei der Sportgruppe (Vgl. Tab. 19/20 und Abb. 21/22).

Tabelle 19: SF-36, allgemeine Gesundheitswahrnehmung
Legende vergleiche Tabelle 13

Gruppe	M	Mittel-wert	Std-abw.	Min	25	Median	75	Max	p-Wert
	M 1	52	14,0	25	42	50	66	72	0,315
Kontrolle	M 3	47,9	19,5	10	36	50	61	82	0,511
	M 5	50,7	19,4	15	35	55	64,5	87	0,797
	M 1	57,4	19,3	30	41,3	58,5	72	97	**0,047**
Sport	M 3	64,3	17,9	20	53	67	77	82	**0,038**
	M 5	55,3	13,8	32	43,3	53,5	69,5	82	0,632

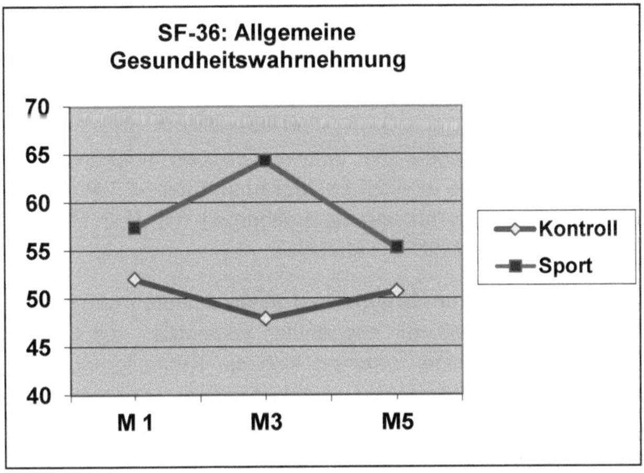

Abbildung 21: SF-36, allgemeine Gesundheitswahrnehmung: Mittelwerte bei Messung M1, M3 und M5

Tabelle 20: SF-36, allgemeine Gesundheitswahrnehmung
Legende vergleiche Tabelle 14

Gruppe	Mittel-wert	Stdabw.	Min	25	Median	75	Max	p-Wert
Kontrolle	-1,3	20,4	-35	-12,5	-3	15	40	0,901
Sport	-2,1	17,4	-32	-18,8	2	11,5	25	

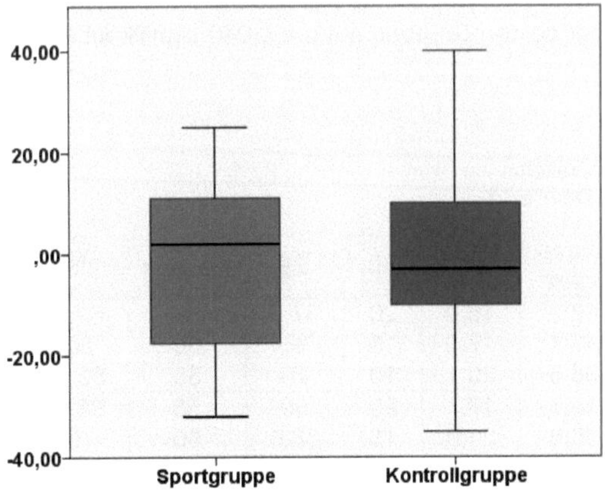

Abbildung 22: allgemeine Gesundheitswahrnehmung
Legende vergleiche Abbildung 16

3.2.5 Vitalität

Die Vitalität beschreibt, wie sehr sich die Befragten energiegeladen und voller Schwung versus müde und erschöpft fühlen.

Auch in dieser Subskala liegen die beiden Gruppen ursprünglich etwas auseinander: die Sportgruppe erreicht bei Messung 1 mit 54,7 Punkten einen leicht besseren Ausgangswert als die Kontrollgruppe mit 48,2 Punkten, der Unterschied ist mit p = 0,281 allerdings statistisch nicht signifikant.

Ab M1 kommt es innerhalb der Gruppen zu einer erneuten gegensätzlichen Entwicklung. Diese ist bei M3 nur angedeutet erkennbar: die Sportgruppe verbessert sich auf 56,6 Punkte, während sich die Kontrollgruppe auf 47,1 Punkte verschlechtert. Der Unterschied zwischen diesen Mittelwerten aus M3 ist mit p = 0,652 statistisch nicht signifikant.

Dieser gegensätzliche Trend verschärft sich über die Jahre weiter, und es zeigt sich eine inzwischen signifikante Verschlechterung der Kontrollgruppe von Messung 3 auf 5 auf nur noch 38,5 Punkte. Die Sportgruppe hingegen kann sich weiter leicht verbessern und erreicht bei M5 im Mittel 60,3 Punkte.

Betrachtet man den absoluten Unterschied der Mittelwerte beider Gruppen bei M5, so liegt dieser bei 21,8 Punkten, eine Differenz die mit p = 0,001 statistisch signifikant ist.

Da die beiden Gruppen jeweils einen leicht unterschiedlichen Ausgangswert aufwiesen (p = 0,281), interessiert auch die absolute Differenz von M1 zu M5 der beiden Gruppen: hier liegt der durchschnittliche Wert der Kontrollgruppe bei – 9,7 während der Mittelwert der Sportgruppe bei 5,9 liegt, auch hier ist die Differenz M5–M1 der beiden Gruppen mit p = 0,040 signifikant (Vgl. Tab. 21/22 u. Abb. 23/24).

Tabelle 21: SF-36, Vitalität
Legende vergleiche Tabelle 13

Gruppe	M	Mittel-wert	Std-abw.	Min	25	Median	75	Max	p-Wert
Kontrolle	M 1	48,2	16,0	20	37,5	50	62,5	75	0,804
	M 3	47,1	17,9	15	35	50	60	75	**0,024**
	M 5	38,5	20,1	10	20	35	52,5	75	0,075
Sport	M 1	54,7	17,7	20	50	55	68,8	80	0,652
	M 3	56,6	21,0	15	38,8	60	70	85	0,336
	M 5	60,3	14,8	30	50	65	70	75	0,272

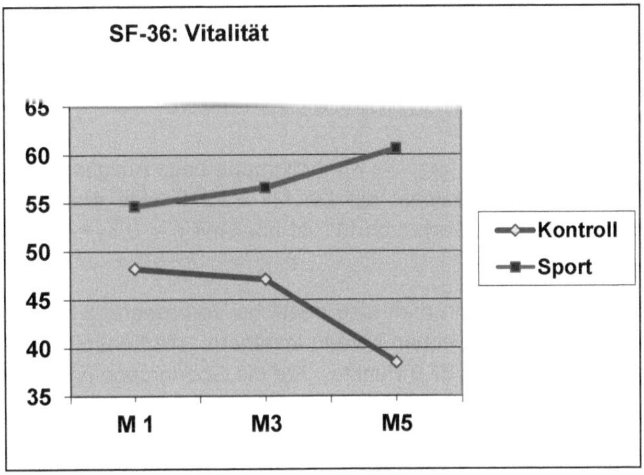

Abbildung 23: SF-36, Vitalität
Mittelwerte bei Messung M1, M3 u. M5

Tabelle 22:
SF-36, Vitalität
Legende vergleiche Tabelle 14

Gruppe	Mittel-wert	Stdabw.	Min	25	Median	75	Max	p-Wert
Kontrolle	-9,7	21,0	-40	-22,5	-15	2,5	35	**0,040**
Sport	5,9	20,8	-40	-8,75	5	18,75	40	

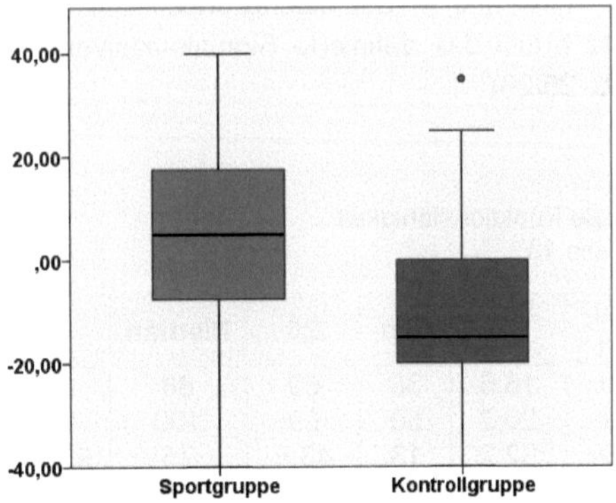

Abbildung 24: SF-36, Vitalität
Legende vergleiche Abbildung 16

3.3.6 Soziale Funktionsfähigkeit

Die soziale Funktionsfähigkeit wird definiert als das Ausmaß, in dem die körperliche Gesundheit oder emotionale Probleme normale soziale Aktivitäten beeinträchtigen.

In dieser Einzeldimension liegt die Kontrollgruppe beim Ausgangswert mit 82,5 Punkten über der Sportgruppe, die bei M1 75,9 Punkte erreicht hat. Der Unterschied dieser Mittelwerte von M1 ist aber mit p = 0,341 statistisch nicht signifikant.

Innerhalb 12 Monaten kann man eine deutliche Verbesserung beider Gruppen sehen, die sich auf einem hohen Niveau annähern: die Kontrollgruppe erreicht 86,1 und die Sportgruppe 87,0 Punkte. Für die Sportgruppe ist dieser Anstieg von 75,9 auf 87,0 Punkte statistisch signifikant (p = 0,009).

Dieses hohe Niveau kann aber im weiteren Zeitverlauf von beiden Gruppen nicht gehalten werden. Beide Gruppen verschlechtern sich in dieser Einzeldimension, wobei die Sportgruppe nur eine moderate Verschlechterung ihrer Werte erfährt und sich bei M5 mit 84,4 Punkten über ihrem Ausgangswert von M1 halten kann. Die Kontrollgruppe allerdings verschlechtert sich signifikant auf 66,9 Punkte (p = 0,028). Im gesamten Zeitverlauf von M1 nach M5 kommt es in der Kontrollgruppe – trotz einer kurzzeitigen Verbesserung in M3 – insgesamt zu einer signifikanten Verschlechterung (p = 0,053).

Betrachtet man nur den absoluten Unterschied der beiden Gruppen in M5, so verpasst dieser das definierte Signifikanzniveau mit p = 0,067 knapp.

Die durchschnittliche Veränderung der Mittelwerte der sozialen Funktionsfähigkeit betrug im gesamten Untersuchungszeitraum (M1 nach M5) in der Kontrollgruppe -15,6 und in der Sportgruppe +8,4. Der statistische Vergleich dieser Werte erfüllt das definierte Signifikanzniveau mit p = 0,023 (Vgl. Tab. 23/24 u. Abb. 25/26).

Tabelle 23: SF-36, soziale Funktionsfähigkeit
Legende vergleiche Tabelle 13

Gruppe	M	Mittel-wert	Std-abw.	Min	25	Median	75	Max	p-Wert
Kontrolle	M 1	82,5	18,6	38	69	88	100	100	0,687
	M 3	86,1	20,2	50	69	100	100	100	**0,028**
	M 5	66,9	32,2	13	43,5	75	93,75	100	**0,053**
Sport	M 1	75,9	20,5	38	63	75	100	100	**0,009**
	M 3	87,0	12,4	63	78,3	88	100	100	0,460
	M 5	84,4	19,1	50	65,6	93,8	100	100	0,306

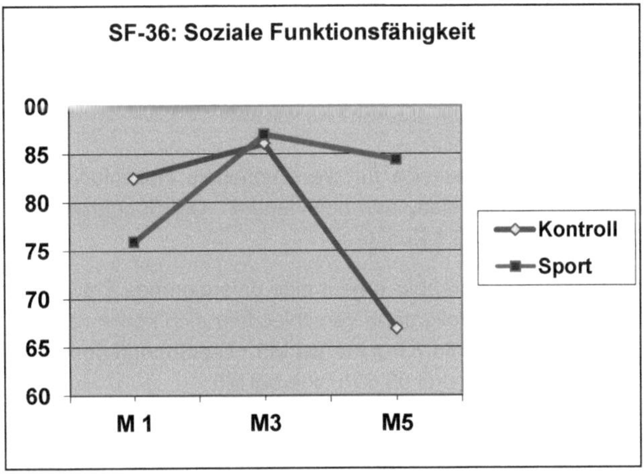

Abbildung 25: SF-36, soziale Funktionsfähigkeit
Mittelwerte bei Messung M1, M3 und M5.

Tabelle 24: SF-36, soziale Funktionsfähigkeit
Legende vergleiche Tabelle 14

Gruppe	Mittel-wert	Stdabw.	Min	25	Median	75	Max	p-Wert
Kontrolle	-15,6	32,4	-87,5	-44	-12,5	12,25	37	**0,023**
Sport	8,4	25,2	-37,5	0	0	34	50	

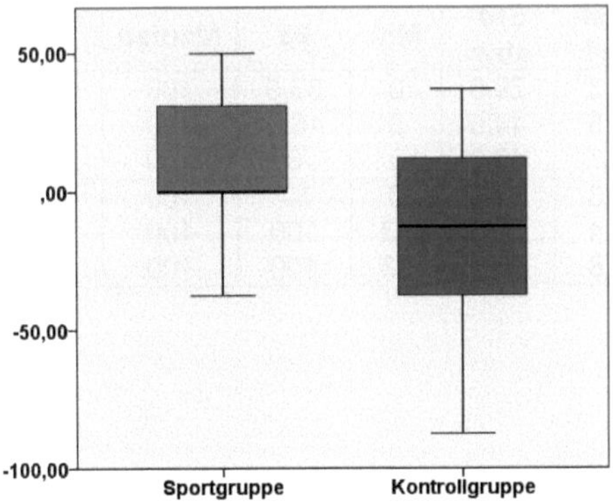

Abbildung 26: SF-36, soziale Funktionsfähigkeit
Legende vergleiche Abbildung 16

3.2.7 Emotionale Rollenfunktion

Unter emotionaler Rollenfunktion versteht man das Ausmaß, in dem emotionale Probleme die Arbeit oder andere tägliche Aktivitäten, beeinträchtigen; u.a. weniger Zeit aufbringen, weniger schaffen und nicht so sorgfältig wie üblich arbeiten.

Betrachtet man die Ausgangswerte für die emotionale Rollenfunktion beider Gruppen, so starteten beide relativ nah beieinander: Die Sportgruppe erreicht 81,3 und die Kontrollgruppe 86,3 Punkte.

Ab diesem Zeitpunkt kann man aber erneut eine divergierende Entwicklung der Gruppen erkennen: die Kontrollgruppe verschlechtert sich kontinuierlich zuerst auf 72,5 bei M3 und dann auf 64,7 Punkte bei M5. Die Sportgruppe verbessert sich hingegen auf 87,4 bei M3 und 95,8 Punkte bei M5.

Vergleicht man die beiden Gruppenresultate bei M5, so erreicht der Unterschied eine statistische Relevanz mit p = 0,023.

Die durchschnittliche Veränderung der Mittelwerte der emotionalen Rollenfunktion betrug innerhalb des Untersuchungszeitraumes von M1 nach M5 in der Kontrollgruppe -21,6 und in der Sportgruppe + 14,5 Punkte. Trotz des recht hohen Absolutwertes verfehlt diese Differenz noch die statistische Signifikanz (p = 0,066) (Vgl. Tab. 25/26 u. Abb. 27/28).

Tabelle 25: SF-36, emotionale Rollenfunktion
Legende vergleiche Tabelle 13

Gruppe	M	Mittel-wert	Std-abw.	Min	25	Median	75	Max	p-Wert
Kontrolle	M 1	86,3	29,0	0	83,5	100	100	100	0,254
	M 3	72,5	44,5	0	16,5	100	100	100	0,276
	M 5	64,7	49,3	0	0	100	100	100	0,125
Sport	M 1	81,3	34,3	0	67	100	100	100	0,750
	M 3	87,4	27,0	33	100	100	100	100	0,102
	M 5	95,8	16,7	33	100	100	100	100	0,167

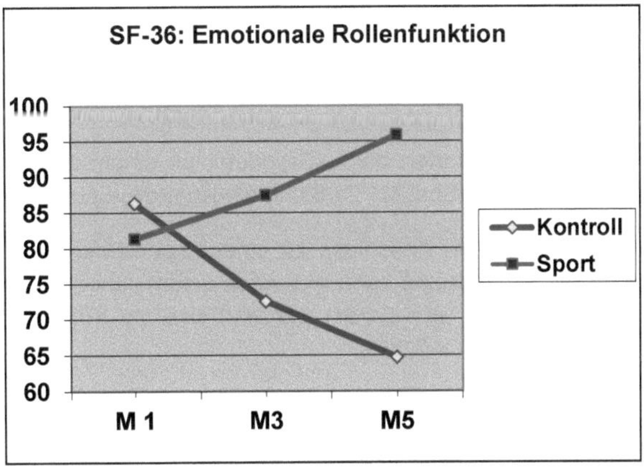

Abbildung 27: SF-36, emotionale Rollenfunktion
Mittelwerte bei Messung M1, M3 und M5.

Tabelle 26: SF-36, emotionale Rollenfunktion:
Legende vergleiche Tabelle 14

Gruppe	Mittel-wert	Stdabw.	Min	25	Median	75	Max	p-Wert
Kontrolle	-21,6	65,5	-100	-100	0	16,5	100	**0,119**
Sport	14,5	40,3	-66,7	0	0	33	100	

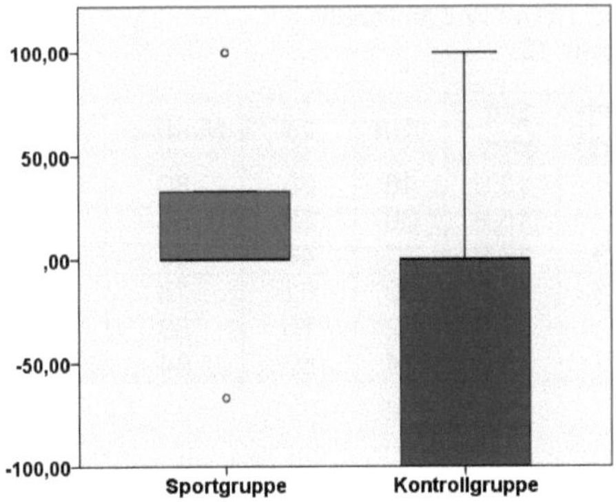

Abbildung 28: SF-36, emotionale Rollenfunktion
Legende vergleiche Abbildung 16

3.2.8 Psychisches Wohlbefinden

Das psychische Wohlbefinden erfasst die allgemeine psychische Gesundheit, einschließlich Depression, Angst emotionale und verhaltensbezogene Kontrolle, allgemeine positive Gesundheit.

In dieser Einzeldimension starten beide Gruppen von einem ähnlichen Level aus: Die Sportgruppe erreicht bei M1 74,8 und die Kontrollgruppe 73,4 Punkte.

Auch hier kommt es aber im Anschluss zu einer gegenläufigen Entwicklung beider Gruppen: Die Sportgruppe kann sich nach einem Jahr in M3 signifikant auf 81,0 Punkte verbessern (p = 0,034) während sich die Kontrollgruppe auf 65,7 Punkte verschlechtert (p = 0,058).

Auch in der letzten Messung verschlechtert sich die Kontrollgruppe weiter: In M5 erreicht sie nur noch 60,9 Punkte, im Gegensatz zur Sportgruppe, die mit 80,3 Punkten ihr Niveau von M3 fast halten kann. Die Verschlechterung der Kontrollgruppe von M1 nach M5 ist mit p = 0,009 statistisch signifikant. Die Sportgruppe kann eine statistisch signifikante Verbesserung von M1 nach M3 mit p = 0,034 verzeichnen.

Die durchschnittliche Veränderung der Mittelwerte des psychischen Wohlbefindens betrug innerhalb des Untersuchungszeitraums in der Kontrollgruppe -12,5 und in der Sportgruppe + 5,5 Punkte. Der statistische Vergleich dieser Werte zeigt mit p = 0,003 eine statistische Signifikanz (Vgl. Tab. 27/28 und Abb. 29/30).

Tabelle 27: SF-36, psychisches Wohlbefinden
Legende vergleiche Tabelle 13

Gruppe	M	Mittel-wert	Std-abw.	Min	25	Median	75	Max	p-Wert
Kontrolle	M 1	73,4	13,9	48	60	80	84	88	0,058
	M 3	65,7	15,9	36	56	64	80	92	0,259
	M 5	60,9	17,9	32	46	68	76	84	**0,009**
Sport	M 1	74,8	13,8	52	61	78	88	92	**0,034**
	M 3	81	15,9	52	66	88	92	100	0,753
	M 5	80,3	15,2	44	80	84	91	100	0,154

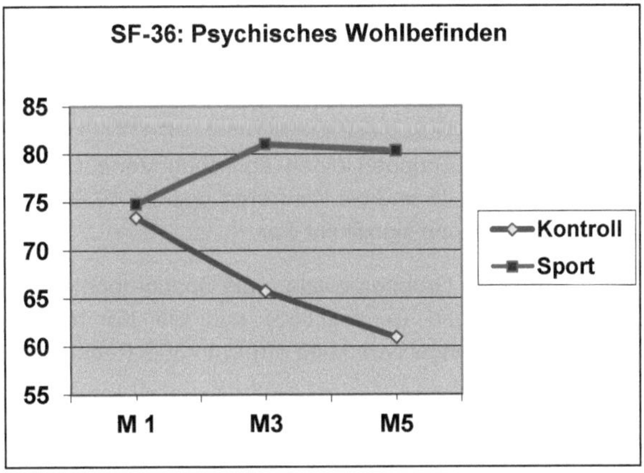

Abbildung 29: SF-36, psychisches Wohlbefinden
Mittelwerte bei Messung M1, M3 und M5

Tabelle 28: SF-36, psychisches Wohlbefinden
Legende vergleiche Tabelle 14

Gruppe	Mittel-wert	Stdabw.	Min	25	Median	75	Max	p-Wert
Kontrolle	-12,5	17,4	-48	-20	-12	0	16	**0,003**
Sport	5,5	14,7	-24	-4	4	20	28	

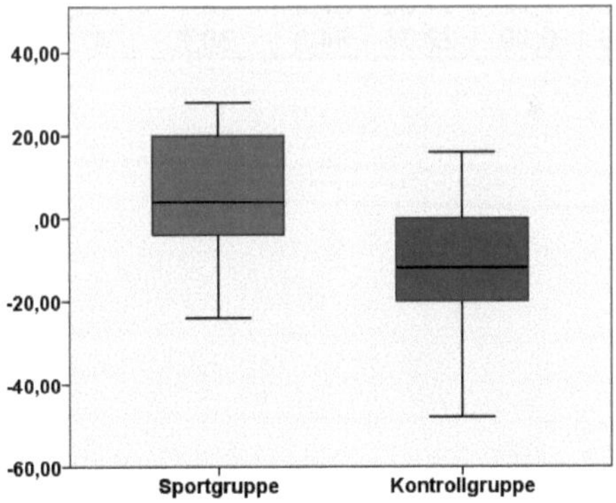

Abbildung 30: SF-36, psychisches Wohlbefinden
Legende vergleiche Abbildung 16

3.3.9 Körperliche Summenskala

Die Sportgruppe lag in ihrem Ausgangswert in der körperlichen Summenskala mit 40,02 etwas höher als die Kontrollgruppe mit 38,16. Dieser Unterschied war aber statistisch nicht signifikant (p = 0,537).

Im weiteren Verlauf hatten beide Gruppen einen ähnlichen Verlauf: In M3 konnte sich die Sportgruppe auf 43,46 und die Kontrollgruppe auf 40,86 Punkte verbessern, was aber für keine Gruppe signifikant war.

Bei M5 verschlechterten sich beide Gruppen wieder: die Sportgruppe erreichte mit 40,56 fast ihr Ausgangsniveau (p = 0,853) und die Kontrollgruppe verschlechterte sich unter ihr Ausgangsniveau und erreichte 35,9 Punkte.

Die durchschnittliche Veränderung der Mittelwerte der körperlichen Summenskala innerhalb des Untersuchungszeitraums (M1 nach M5) betrug für die Kontrollgruppe eine Verschlechterung um -2,25 und für die Sportgruppe eine insgesamt leichte Verbesserung um +0,54, die Differenz lag oberhalb des definierten Signifikanzniveaus (Vgl. Tab. 29/30 u. Abb. 31/32).

Tabelle 29: SF-36, körperliche Summenskala
Legende vergleiche Tabelle 13

Gruppe	M	Mittel-wert	Std-abw.	Min	25	Median	75	Max	p-Wert
Kontrolle	M 1	38,16	7,78	24,97	30,9	41,5	43,8	50,19	0,253
	M 3	40,86	11,41	17,29	32,4	42,8	50,7	55,26	0,083
	M 5	35,91	10,45	20,90	26,2	34,5	45,4	53,76	0,479
Sport	M 1	40,02	9,15	24,56	33,4	38,5	48,1	56,80	0,063
	M 3	43,46	7,72	31,60	37,2	43,1	49,5	55,84	0,141
	M 5	40,56	9,79	22,36	34,3	38,7	47,0	55,07	0,853

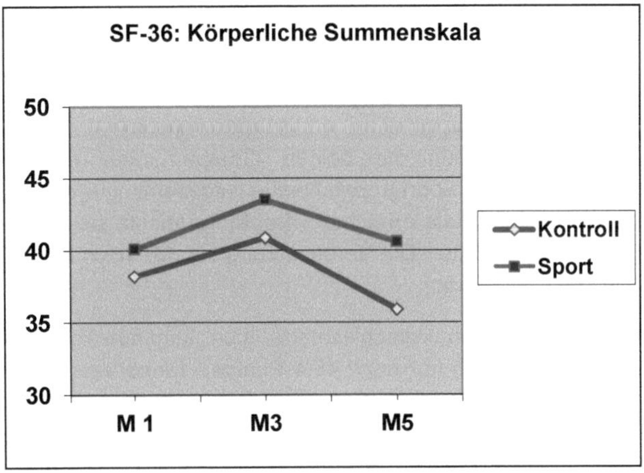

Abbildung 31: SF-36, körperliche Summenskala
Mittelwerte bei Messung M1, M3 und M5.

Tabelle 30: SF-36, körperliche Summenskala
Legende vergleiche Tabelle 14

Gruppe	Mittel-wert	Stdabw.	Min	25	Median	75	Max	p-Wert
Kontrolle	-2,25	12,8	-20,6	-14,1	-7,12	8,5	20,1	0,514
Sport	0,54	11,5	-23,9	-8,7	5,11	8,8	15,5	

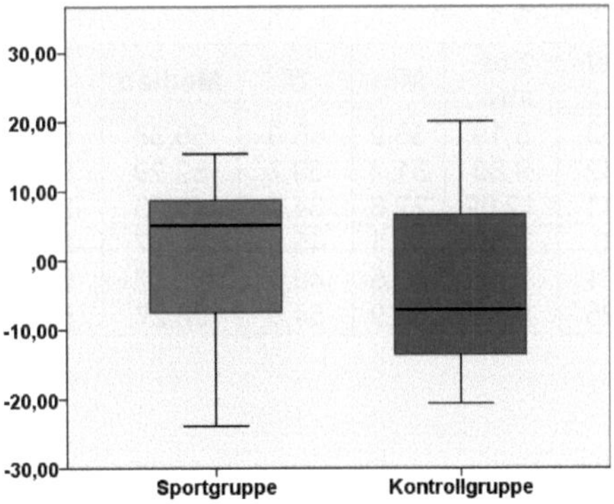

Abbildung 32: SF-36, körperliche Summenfunktion
Legende vergleiche Abbildung 16

3.3.10 Psychische Summenskala

Hinsichtlich der psychischen Summenskala begannen beide Gruppen mit einem sehr ähnlichen Ausgangswert: die Kontrollgruppe erreichte bei M1 52,63 und die Sportgruppe 52,0 Punkte (p = 0,819).

Im weiteren Verlauf nahmen die beiden Gruppen aber erneut einen gegensätzlichen Verlauf: die Sportgruppe konnte insgesamt eine Verbesserung ihrer psychischen Summenskala erreichen. Bei M3 erreichte sie 54,5 und bei M5 abschließend 56,25 Punkte. Die Verbesserung von M1 nach M5 war mit p = 0,053 statistisch fast signifikant.

Die Kontrollgruppe hingegen verschlechterte sich kontinuierlich: bei M3 erreichte sie 48,4 und bei M5 nur noch 45,4 Punkte. Diese Verschlechterung war aber von M1 nach M5 mit einem p = 0,064 aber auch noch nicht statistisch signifikant.

Der Unterschied der beiden Gruppen, die von einem sehr ähnlichen Ausgangsniveau bei M1 gestartete sind, lag bei 10,8 Punkten, ein mit p = 0,06 aber statistisch noch nicht signifikanter Unterschied.

Wenn man die durchschnittlichen Veränderung der Mittelwerte von M1 nach M5 betrachtet, so liegt dies bei der Kontrollgruppe bei -7,23 und bei der Sportgruppe bei + 4,26, dieser Unterschied ist mit p = 0,011 statistisch signifikant (Vgl. Tab. 31/32 und Abb. 29/30).

Tabelle 31: SF-36, psychische Summenskala
Legende vergleiche Tabelle 13

Gruppe	M	Mittelwert	Std-abw.	Min	25	Median	75	Max	p-Wert
Kontrolle	M 1	52,63	8,19	35,2	46,3	55,38	59,3	63,4	0,118
	M 3	48,42	9,80	31,4	39,7	52,29	55,4	65,1	0,251
	M 5	45,41	12,09	22,6	34,2	49,73	56,9	62,1	0,064
Sport	M 1	52,0	7,89	36,1	45,3	52,37	58,3	67,4	0,147
	M 3	54,51	7,64	40,5	48,4	57,17	59,9	64,2	0,165
	M 5	56,25	6,58	36,9	54,6	58,27	59,8	65,2	**0,053**

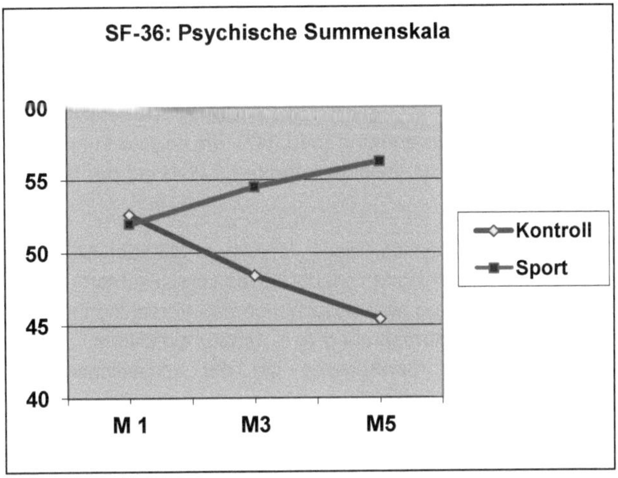

Abbildung 33: SF-36, psychische Summenskala, Mittelwerte bei Messung M1, M3 und M5

Tabelle 32: SF-36, psychische Summenskala
Legende vergleiche Tabelle 14

Gruppe	Mittel-wert	Stdabw.	Min	25	Median	75	Max	p-Wert
Kontrolle	-7,23	15,0	-36,5	-16,9	-10,80	7,6	14,5	**0,011**
Sport	4,26	8,1	-12,2	-0,7	4,8	8,5	18,4	

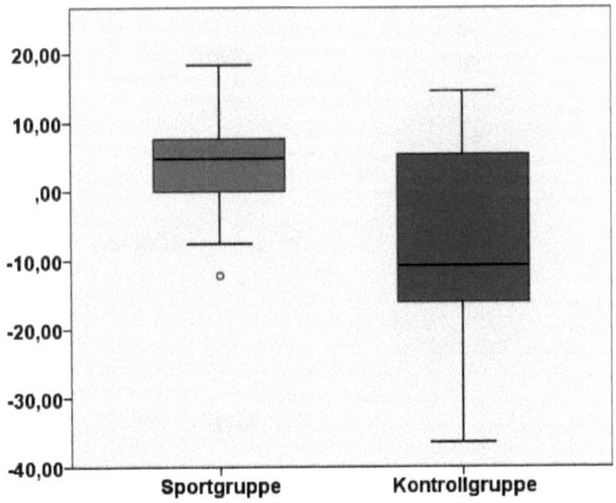

Abbildung 34: SF-36, psychische Summenskala
Legende vergleiche Abbildung 16

3.4 Ergebnisse der Sportgruppe

Bei der Sportgruppe kam es ausschließlich zu Verbesserungen der Einzeldimensionen (sowie der beiden Summenskalen) in den ersten 12 Monaten der Studie (von M1 nach M3). Davon verbesserten sich die allgemeine Gesundheitswahrnehmung (p=0,047), die soziale Funktionsfähigkeit (p= 0,010) und das psychische Wohlbefinden (p= 0,034) bei der Sportgruppe in dieser Zeit signifikant.

In der anschließenden Zeitspanne über 7 Jahre (von M3 nach M5) hat sich die Sportgruppe in 6 Einzeldimensionen wieder etwas verschlechtert (KÖRO, VITA, SOFU, ALLG, PSYC), davon war jedoch nur die Verschlechterung bei der allgemeinen Gesundheitswahrnehmung (p = 0,038) signifikant. Eine erneute Verbesserung erzielte die Sportgruppe bei der körperlichen sowie der emotionalen Rollenfunktion.

Innerhalb der 8 Jahre nach Schlaganfall (M1 nach M5) konnte sich die Sportgruppe in 5 Einzeldimensionen verbessern und somit insgesamt eine positive Entwicklung verzeichnen (KÖRO, VITA, SOFU, EMRO, PSYC). Eine Verschlechterung verzeichnete die Gruppe im gleichen Zeitraum nur bei den körperlichen Schmerzen, sowie diskret bei der allgemeinen Gesundheitswahrnehmung. Bei der körperlichen Funktionsfähigkeit erreichte sie nach 8 Jahren ihren Ausgangswert von Messung 1 (Abb. 35).

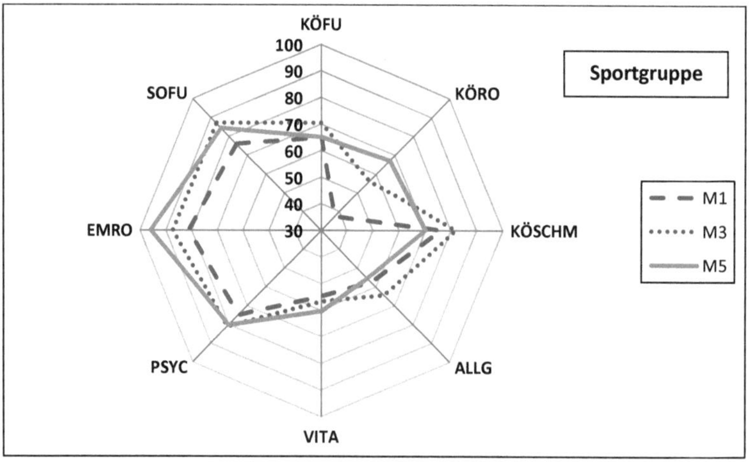

Abbildung 35: SF-36 Netzdiagramm Sportgruppe mit verschiedenen Skalen

3.5 Ergebnisse der Kontrollgruppe

Bei den Teilnehmern in der Kontrollgruppe kam es innerhalb der ersten 12 Monate (M1 nach M3) bei 3 Einzeldimensionen (KÖFU, KÖRO, SOFU) zu Verbesserungen. Bei den restlichen 5 Einzeldimensionen verzeichnete die Kontrollgruppe Verschlechterungen (KÖSCHM, ALLG, EMRO, PSYC, VITA). Das definierte Signifikanzniveau wurde bei diesen Veränderungen jeweils nicht erreicht.

In der Zeit von M3 nach M5 konnte sich die Kontrollgruppe nur marginal um 2,8 Summenwerte bei der allgemeinen Gesundheitswahrnehmung verbessern. Bei den übrigen 7 Einzelwerten erzielte sie zum Teil deutliche Verschlechterungen. Diese Verschlechterungen erreichten bei der körperlichen Rollenfunktion (p= 0,054), der Vitalität (p= 0,024) sowie der sozialen Funktionsfähigkeit (p= 0,028) statistische Signifikanz.

Insgesamt konnte sich somit die Kontrollgruppe innerhalb des 8-jährigen Untersuchungszeitraumes nur bei der körperlichen Rollenfunktion gerade um 1,5 Summenwerte verbessern. Bei den restlichen 7 Einzeldimensionen verzeichnete sie zum Teil gravierende Verschlechterungen; statistische Signifikanz erreichten dabei die Verschlechterungen der körperlichen Schmerzen, der sozialen Funktionsfähigkeit sowie dem psychischen Wohlbefinden (Abb. 36).

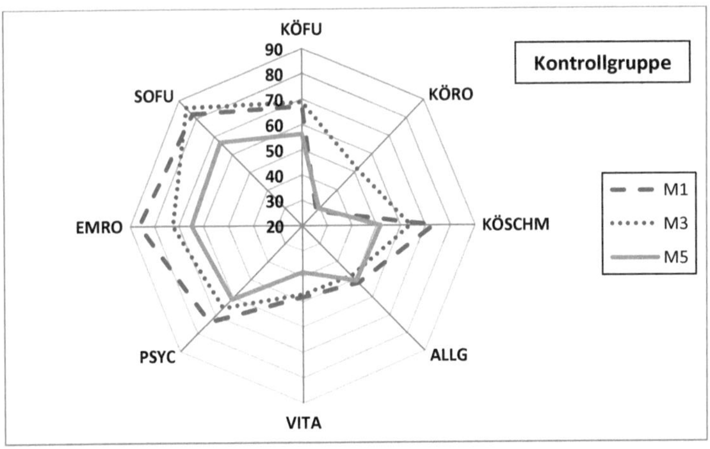

Abbildung 36: SF-36 Netzdiagramm Kontrollgruppe mit verschiedenen Subskalen

4 Diskussion

Die vorliegende Arbeit beschäftigt sich mit den langfristigen Auswirkungen einer regelmäßigen, über mindestens 24- monatigen Teilnahme an Rehabilitationssportgruppen nach Schlaganfall auf die gesundheitsbezogene Lebensqualität und die Häufigkeit und Änderung bestimmter typischer Freizeitaktivitäten von Schlaganfall-Betroffenen. Ergänzend zu der Arbeit von Hentschel [7], die sich mit den Auswirkungen dieser Sporttherapie auf die ersten 12 Monate nach Schlaganfall konzentrierte, beleuchtet diese Arbeit die langfristigen Auswirkungen des Schlaganfall-Sports auf die gesundheitsbezogene Lebensqualität und das Freizeitverhalten. Dafür wurden die 2003/2004 in die Follow-Up-Studie „Sport nach Schlaganfall" eingeschlossenen Teilnehmer weiter betreut und befragt.

4.1 Methodenkritik

4.1.1 Studiendesign und Studienkollektiv

Vor der eigentlichen Diskussion und Interpretation der in Kapitel 3 dargestellten Ergebnisse sind die sich aus dem Studiendesign und dem Setting ergebenden Einschränkungen kritisch zu hinterfragen.

Die insgesamt nur 33 übriggebliebenen Teilnehmer stellen eine nur sehr kleine Studienpopulation dar. Trotzdem überrascht die hohe Drop-Out-Rate in dieser Studie aufgrund der langen Beobachtungsdauer von 8 Jahren und dem fortgeschrittenen Alter der Studienpopulation nicht. Ähnliche Dropout-Raten sind auch in anderen, ähnlich konzipierten Studien zu finden [18,24]. Wegen der kleinen Probandenzahl in dieser Studie sollte man dennoch keinen zu unkritischen Blick auf die in Kapitel 3 dargestellten Ergebnisse werfen.

Bei den in Kapitel 3 dargestellten Ergebnissen der SF-36-Subskalen zeigen sich einige gegenläufige Trends der Sport – und Kontrollgruppenteilnehmer. Allerdings kann man bei den nicht-gegenläufigen Trends wegen der begrenzten Stichprobe nur schwer beurteilen, ob es nur wegen der kleinen Stichprobengröße zu nicht-signifikante Ergebnisse kam oder ob signifikante Ergebnisse im Zusammenhang mit einer sehr großen Stichprobe hätten erreicht werden können.

Die Möglichkeit, eine reine Zufallsstichprobe für die vorliegende Studie zu gewinnen und anschließend randomisiert vorzugehen, bestand von Anfang an nicht. Die dafür benötigte Anzahl an geeigneten und bereitwilligen Studienteilnehmern konnte hierfür nicht rekrutiert werden. Zwar wurden die Teilnehmer aus den verschiedenen Rehabilitationseinrichtungen in der Region nach ihrem Schlaganfall unter Beachtung der Ein- und Ausschlusskriterien in die Studie eingeschlossen. Allerdings war die weitere Einteilung der Teilnehmer in Sport- oder Kontrollgruppe nicht zufällig möglich, sondern wurde der Entscheidung der Teilnehmer überlassen. Aus diesem Grund kann ein gewisser Selbstselektionseffekt bei der Gruppenzuteilung bestanden haben. Ob es sich bei den Sportgruppenteilnehmern nicht von vornherein um sportlich und sozial aktivere Menschen handeln könnte, ist zumindest kritisch zu hinterfragen.

Zusätzlich fehlte zu Beginn der Studie ein adäquates Assessment auf mögliche vorliegende depressive Symptome. Es wurde lediglich durch die Medikamentenanamnese erfasst, ob bei dem Probanden eine Einnahme von Antidepressiva durch den behandelnden Arzt verschrieben worden war. In der Studienpopulation war dies bei den 33 Teilnehmern bei keinem der Fall. Dabei liegt die Inzidenz einer Depression nach Schlaganfall zwischen 18 und 68%. Diese kann sich nicht nur negativ auf die Lebensqualität der Betroffenen, sondern auch negativ auf die Häufigkeit der körperliche Aktivität auswirken [70]. Ebenfalls wurde bei Studieneinschluss kein adäquates Assessment auf die sog. poststroke fatigue gemacht, die laut *Lerdal et al.* eine Inzidenz zwischen 38-77% nach einem Schlaganfall aufweisen kann [101]. Sie hat ebenfalls einen nicht zu unterschätzenden negativen Einfluss auf die Alltagstätigkeiten sowie die Lebensqualität der Betroffenen [102,103]. Zusammenfassend konnten somit schon zu Beginn bestehende Persönlichkeitsmerkmale sowie eine unerkannte Depression oder poststroke fatigue die Rekrutierung und Compliance der Teilnehmer beeinflusst haben [104].

Um diesen Selektionseffekt in der Studienpopulation einigermaßen erkennen und die Vergleichbarkeit der beiden Gruppen trotzdem sicherstellen zu können, sind die jeweiligen Aktivitätsniveaus der Teilnehmer vor dem Schlaganfall verglichen worden. Dabei stellte sich heraus, dass die Häufigkeit bestimmter Freizeitaktivitäten beider Gruppen vor dem Schlaganfall sehr nah beieinander lag. Dies traf auch auf die bei Messung 1 erhobenen Ausgangswerte des SF-36 zu, sodass die beiden Gruppen trotz der kleinen Teilnehmerzahl in dieser Hinsicht eine gute Vergleichbarkeit miteinander boten. Zusätzlich spielte die Erfassung der Aktivitätsniveaus bei den Freizeitaktivitäten im weiteren Verlauf eine wichtige Rolle: in der Kontrollgruppe konnte es nämlich durchaus Teilnehmer geben, die in ihrer Freizeit durch selbstdurchgeführte sportliche und soziale Beschäftigungen ein überdurchschnittliches höheres Aktivitätslevel als Teilnehmer der Sportgruppen hatten.

Des Weiteren sollte noch die fehlende Verblindung dieser Studie erwähnt werden. Weder die Probanden noch die Interviewer waren bei den Interviews verblindet und somit kann eine gewisse projizierte Erwartungshaltung in den Ergebnissen nicht ausgeschlossen werden.

Als weiterer Punkt ist zu betonen, dass man die hier vorliegende Studienpopulation schon alleine wegen der Geschlechtsverteilung nur mit Vorsicht mit der Grundgesamtheit der Schlaganfall-Betroffenen vergleichen kann. Auch legten die Studienteilnehmer, ob Sport- aber auch Kontrollgruppe, während der Studie eine überdurchschnittliche Motivation an den Tag, da sie ihre regelmäßigen Interviewtermine, die individuelle Anreise und den damit verbundenen Zeitaufwand auf sich nahmen. Ebenfalls fanden nur Schlaganfall-Betroffene in diese Studie Eingang, die keine schwerwiegenden neurologischen Ausfälle hatten, d.h. mindestens mit Hilfe eines Rollators oder Stocks auf der Ebene mobil sein konnten, und bei denen keine schwerwiegende Aphasie vorhanden war.

Abschließend sollte auch die Validität der statistischen Auswertungen in der vorliegenden Studie aufgrund der sehr kleinen Gruppengröße und den möglichen Selektionsfehlern mit Vorsicht betrachtet werden. Um einen spezifischen Beitrag des Rehabilitationssport nach Schlaganfall auf die langfristige gesundheitsbezogene Lebensqualität von Schlaganfall-Betroffenen nachhaltig darlegen zu können, bedarf es zukünftig weiterer kontrollierter, randomisierter Studien, denen es gelingt, eine möglichst große Studienpopulation einzuschließen.

4.1.2 Fragebogen zu sozialer Situation und Freizeitaktivitäten

Der „Fragebogen zu sozialer Situation und Freizeitaktivitäten“ wurde vor Studienbeginn durch die Forschungsgruppe „Sport nach Schlaganfall“ konzipiert. Mit ihm wird neben der familiären und sozialen Situation des Befragten unter anderem auch die Häufigkeit von bestimmten, in dieser Altersgruppe häufig auftretenden Freizeitaktivitäten zu erfassen versucht (Anhang A-1 und A-2).

Diese sind sich zum einen Teil körperlich aktive Freizeitaktivitäten wie z.B. Sporttreiben, Gartenarbeit oder Spazierengehen, und zum anderen Teil soziale Aktivitäten wie Ausgehen oder Freunde oder Bekannte besuchen oder besucht werden. Dabei wird die Häufigkeit der jeweiligen Freizeitaktivität mit Hilfe einer vierstufigen Ordinalskala (nie, seltener, ein- bis mehrmals die Woche, fast täglich) deskriptiv erfasst. Dies stellt natürlich nur eine grobe Exploration der Häufigkeiten der einzelnen Freizeitaktivitäten dar und ist dadurch relativ unsensibel für kleinere Veränderungen. Außerdem stellt die Auswahl der Freizeitaktivitäten in diesem Fragebogen im Vergleich zu anderen Studien, die die körperliche Aktivität messen, nur eine sehr begrenzte Auswahl dar [105,106]. Trotzdem wurde damit versucht, die wichtigsten körperlichen und sozialen Aktivitäten in der vorliegenden Altersgruppe zu erfassen [43].

Somit erhält man neben Angaben zur sozialen und familiären Situation, mit denen die beiden Gruppen untereinander verglichen werden können, auch eine Möglichkeit, die verschiedenen Aktivitätsniveaus beider Gruppen vor dem Schlaganfall und danach zu erfassen und miteinander zu vergleichen. Auch kann somit eine Aussage über evtl. Änderungen des Freizeitverhaltens – ob quantitativ oder qualitativ - im Zeitverlauf gemacht werden [51].

Die Erfassung der ausgewählten Freizeitaktivitäten erlaubt es ferner, den SF-36 sinnvoll zu ergänzen und somit eine ganzheitlichere Beurteilung der gesundheitsbezogenen Lebensqualität zu erhalten. Denn *Anderson et al.* zufolge wird die soziale Funktionsfähigkeit von Schlaganfall-Betroffenen mit dem SF-36 nur ungenügend erfasst [107]. Bei Verwendung des SF-36 empfiehlt sich zur Lebensqualitäts-Messung daher, zusätzliche Instrumente wie den o.g. Fragebogen zur Erfassung der sozialen Funktionsfähigkeit einzusetzen.

4.1.3 Gesundheitsbezogene Lebensqualität und der SF-36

Das multidimensionale und abstrakte Konstrukt der gesundheitsbezogenen Lebensqualität lässt sich nicht unmittelbar beobachten oder messen. Vielmehr kann es nur mittelbar über die Benutzung von Indikatoren erschlossen werden. Dabei sollte man sich vor einer unkritischen Bewertung der Ergebnisse bewusst sein, dass es grundsätzlich kein optimales Messinstrument für die gesundheitsbezogene Lebensqualität gibt und auch der hier verwendete Lebensqualitätsbogen SF-36 diese Anforderungen, wie andere Lebensqualitätsmessinstrumente auch, nur annähernd gut erfüllt [98,108,109].

So sollte man bedenken, dass der SF-36 als sog. Selbstbeurteilungsbogen eine Reihe von Verfälschungstendenzen mit sich bringen kann. So könnten Faktoren, wie die soziale Erwünschtheit oder die Erwartungshaltung des Untersuchers u.a. zu Dissimulations- oder Aggravationstendenzen beim Befragten führen, die letztendlich auf die Ergebnisse Einfluss nehmen können. Dies kann vor allem bei einer fehlenden Verblindung bei der Erhebung der Daten der Fall sein.

Außerdem wurden dem SF-36 etliche inhaltliche und statistische Schwächen einzelner Subskalen nachgewiesen. So bildet der SF-36 nicht nur die soziale Funktionsfähigkeit nur ungenügend ab [107,110], sondern tendiert in einigen Subskalen zu einer vermehrten Decken- oder Bodenbildung: so weisen etliche Studien darauf hin, dass man nicht einen zu unkritischen Umgang mit den Ergebnissen der beiden Summationsskalen sowie der allgemeinen Gesundheitswahrnehmung haben [98-100] und diese nicht einzeln als Outcomekriterien von Studien bewerten sollte.

Trotzdem ist der SF-36 einer der meistbenutzen Lebensqualitätsbögen weltweit. Der breite Einsatz wird durch die geprüfte Reliabilität und Validität, aber auch durch die nachgewiesene Eignung für Schlaganfall-Betroffene gerechtfertigt und ermöglicht auch international Vergleiche untereinander [15,97,108,111-114].

4.2 Interpretation der Ergebnisse

4.2.1 Patientenkollektiv, Gruppenvergleich vor dem Schlaganfall

Aufgrund der kleinen Stichprobe soll zu Beginn der Interpretation ein Gruppenvergleich angestrebt werden, um mögliche Unterschiede zwischen den beiden Gruppen, die den Ausgang der endgültigen Ergebnisse schon zu Anfang beeinflussen könnten, ausfindig zu machen.

Unter dem Gesichtspunkt der Geschlechteraufteilung sind beide Gruppen annähernd gleich aufgestellt: der Anteil männlicher Probanden überwiegt in beiden Gruppen. Eine vergleichbare Geschlechteraufteilung ist relevant, da in verschiedenen Studien das weibliche Geschlecht als Faktor ermittelt wurde, der mit schlechteren Werten der gesundheitsbezogenen Lebensqualität einhergehen kann [115-117].

Auch das Lebensalter ist in beiden Gruppen vergleichbar [26-29].

Bei der familiären und beruflichen Situation konnten ebenfalls keine wesentlichen Gruppenunterschiede gefunden werden. Dies ist insofern von Belang, weil eine nach dem Schlaganfall wieder aufgenommene berufliche Tätigkeit mit einer positiveren Entwicklung der Lebensqualität einhergehen soll [118].

Ebenfalls besagen Studien, dass die Art des Schlaganfalls eine unterschiedliche Entwicklung der Lebensqualität zur Folge haben kann [119,120]. So überwog in beiden Gruppen der Anteil an ischämisch bedingten Schlaganfällen den hämorrhagisch bedingten bei Weitem.

Auch spielt die Ausprägung der bleibenden Funktionsbeeinträchtigung nach einem Schlaganfall bei der Auswirkung auf die Entwicklung der Lebensqualität eine wichtige Rolle [18,19,33,36,37,49,121]. Um die Vergleichbarkeit beider Gruppen zu Beginn schon zu sichern, wurde bei den Einschlusskriterien auf eine ähnliche Funktionsbeeinträchtigung der Probanden geachtet. So wurden nur Probanden rekrutiert, die zu Beginn mindestens eine leichte bis höchstens mittelgradige motorische Beeinträchtigung aufwiesen. So konnte man schon zu Beginn, wie auch während der Abschlussuntersuchung, eine in etwa homogene Verteilung des motorischen Restdefizits in beiden Gruppen finden.

Auch wird dem Auftreten und dem adäquaten Management von kardiovaskulären Risikofaktoren ein nicht zu unterschätzender Einfluss auf die Inzidenz von kardiovaskulären Erkrankungen und deren Mortalität, und somit letztendlich auch ein Einfluss auf die langfristige Lebensqualität von Schlaganfall-Betroffenen beigemessen [40]. So konnten *Dhamoon et al.* in einer groß angelegten prospektiven Studie nachweisen, dass sich die Lebensqualität bei nicht ausreichend Krankenversicherten in den USA und damit auch hinsichtlich der kardiovaskulären Risikofaktoren schlechter eingestellten ehemaligen Schlaganfall-Patienten über die Jahre deutlich verschlechterte [17].

In der vorliegenden Studie zeigen beide Gruppen auch hier eine vergleichbare Verteilung der kardiovaskulären Risikofaktoren wie aus Kapitel 3 ersichtlich.

Beide Gruppen waren hinsichtlich ihrer Aktivitätslevels bei den aktiven Freizeitaktivitäten vergleichbar. Bei den sozialen Aktivitäten zeigte die Sportgruppe eine leicht höhere Aktivität vor dem Schlaganfall als die Kontrollgruppe. Diese bessere soziale Aktivität der Sportgruppe könnte möglicherweise ein Grund dafür gewesen sein, dass sich die Sportgruppeteilnehmer vermehrt zur freiwilligen Teilnahme an den Rehabilitationssportgruppen entschieden. Hinsichtlich der passiven Freizeitaktivitäten vor dem Schlaganfall (z.B. Fernsehen), konnte wiederum kein wesentlicher Unterschied zwischen den Gruppen festgestellt werden.

4.2.2 Freizeitaktivitäten

<u>**Fragestellungen:**</u>

a. **Wie verändert sich die Häufigkeit der Freizeitaktivitäten langfristig in beiden Gruppen nach einem Schlaganfall?**

b. **Lassen sich potentielle Einflüsse der Sporttherapie auf die Häufigkeit bestimmter Freizeitaktivitäten innerhalb des Untersuchungszeitraumes erkennen?**

4.2.2.1 Körperlich aktive Freizeitaktivitäten

Wie in Kapitel 1.5.1 bereits ausgeführt, läutet ein Schlaganfall für die Betroffenen fast regelhaft eine dauerhafte Reduktion an körperlicher Aktivität ein [46,51,70].

So auch bei der Kontrollgruppe in der vorliegenden Studie, die unmittelbar nach dem Schlaganfall einen Aktivitätseinbruch bei den körperlich aktiven Freizeitaktivitäten, insbesondere in der wichtigen Kategorie „Sporttreiben“ verzeichnet [71]. Zwar kann innerhalb des ersten Jahres durch vermehrte Gartenarbeit und Spazierengehen der Aktivitätsverlust in der Kategorie „Sporttreiben“ etwas auf andere körperlich aktive Freizeitaktivitäten verlagert werden, aber im langfristigen Verlauf kann die Kontrollgruppe nie mehr wieder an ihr ursprüngliches körperliches Aktivitätsniveau anknüpfen: bei Messung 5 liegt sie in den Kategorien „Sporttreiben“ und „Spazierengehen“ weit unter ihrem Ausgangswert. Dies reiht sich ein in bisherige Untersuchungen von Schlaganfall-Patienten und Menschen mit neu erworbenen körperlichen Behinderungen. Diese Untersuchungen konnten nachweisen, dass diese Gruppe ab dem Zeitpunkt der eingetretenen körperlichen Einschränkung langfristig hohe körperliche Aktivitätseinbußen erfährt [71,122]. Die körperliche Inaktivität von Schlaganfall-Patienten ist aber auch unter dem Aspekt eines erhöhten Risikos für ein Zweitereignis und der erhöhten Gesamtmortalität durch weitere kardiovaskuläre und metabolische Erkrankungen besorgniserregend [75,123]. Die körperliche Inaktivität stellt vor dem Hintergrund des natürlichen Alterungsprozesses und des dazugehörigen natürlichen körperlichen Abbaus eine äußerst ungünstige Konstellation für die Betroffenen dar [53,73,124].

Bei der Sportgruppe hingegen wird durch die Teilnahme am Rehabilitationssport nach Schlaganfall von Anfang an ein Mindestmaß an körperlicher Aktivität garantiert. Dadurch konnte der bei der Kontrollgruppe beobachtete Rückgang der körperlichen Aktivität nach Schlaganfall von der Sportgruppe umgangen werden. Dies zeigt sich bei den relativ hohen und konstanten körperlichen Aktivitätslevels der Sportgruppe nach Schlaganfall. Nach Beendigung der 24-monatigen Teilnahme am Rehabilitationssport zeigt sich zusätzlich, dass die körperliche Aktivität von der Sportgruppe auf einem hohen Niveau weitergeführt wird und dass sogar bei Messung 5 höhere Aktivitätslevels gemessen werden (Sporttreiben, Spazierengehen) als es bei dieser Gruppe vor dem Schlaganfall der Fall war. Somit scheint zumindest ein Ziel des Rehabilitationssports nach Schlaganfalls erreicht: die Teilnehmer in die Lage zu versetzen, langfristig selbstständig und eigenverantwortlich Bewegungstraining durchzuführen [9]. In der vorliegenden Studie gelang es den Sportgruppen-Teilnehmer, ihre körperliche Inaktivität nach einem Schlaganfall erfolgreich zu durchbrechen und langfristig damit eine überaus wichtige Lebensstiländerung im Hinblick auf die Prävention von möglichen weiteren Schlaganfällen und anderen kardiovaskulären Erkrankungen zu erreichen [70,75,123,125,126].

4.2.2.2 Soziale Freizeitaktivitäten

Ein Schlaganfall greift häufig auch negativ in das soziale Gefüge der Betroffenen ein. So zeigen Studien, dass ein Schlaganfall oft mit einer anschließenden sozialen Isolation der Betroffenen vergesellschaftet ist [33,45,46,99]. Laut *Angeleri et al.* geschieht dies auch bei denjenigen Schlaganfall-Betroffenen, die sich im Verlauf signifikant von den körperlichen Folgen des Schlaganfalls erholen konnten [49,50,127,128].

Auch diese Entwicklung kann in der vorliegenden Studie bei der Kontrollgruppe beobachtet werden. So gaben 58,8% der Kontrollgruppen-Teilnehmer an, vor dem Schlaganfall regelmäßig ein- bis mehrmals die Woche in der Kategorie „Besuche" aktiv gewesen zu sein; nach dem Schlaganfall bei Messung 5 waren es lediglich nur noch 11,8% der Teilnehmer. Bei Messung 5 waren somit 82,2% der Kontrollgruppen-Teilnehmer nur noch selten bis gar nicht mehr in der Kategorie „Besuche" aktiv.

Im Gegensatz dazu steht die Sportgruppe, die langfristig bei Messung 5 in der Kategorie „Besuche“ ihren Ausgangswert von 50% bei Messung M5 nur geringfügig unterboten hat.

Diese Entwicklung könnte sich dadurch erklären lassen, dass die Teilnehmer aus der Sportgruppe von Anfang an sozial aktivere Personen waren. Ein Indiz für diesen Erklärungsansatz stellt die Kategorie „Ausgehen“ vor dem Schlaganfall dar: die Kontrollgruppe legte bereits vor dem Schlaganfall eine minimale Aktivität an den Tag, wohingegen die Sportgruppe deutlich aktiver war. Auf der anderen Seite ist der starke Aktivitätsverlust der Kontrollgruppe in der Kategorie „Besuche“ von Messung 3 nach 5 auffällig und spiegelt sich auch in den zeitgleichen, massiven Verschlechterungen dieser Gruppe in einer Reihe von Einzeldimensionen des SF-36 (Vitalität, körperliche Rollenfunktion, soziale und körperliche Funktionsfähigkeit) wider, die wiederum für eine generelle Verschlechterung der Kontrollgruppe im Laufe der Zeit sprechen.

Bei der Kontrollgruppe entwickelt sich nicht nur bei den körperlich aktiven, sondern auch bei den sozialen Freizeitaktivitäten langfristig ein deutlicher Aktivitätsrückgang bis hin zur sozialen Isolation. Die Sportgruppe hingegen schafft es, nicht nur langfristig körperlich auf einem hohen Niveau aktiv zu bleiben und somit eine Lebensstiländerung herbeizuführen; dieser Gruppe gelingt es auch die sozialen Kontakte aufrecht zu erhalten.

Die potentiellen Einflüsse der Sporttherapie auf die Freizeitaktivitäten der Studienteilnehmer können selbstverständlich nicht direkt gemessen werden. Aber durch die am Studieneinschluss bestandene hohe Ähnlichkeit der beiden Gruppen scheint die regelmäßige Teilnahme am Rehabilitationssport nach Schlaganfall ein wichtiges Unterscheidungsmerkmal der Studienpopulation gewesen zu sein.

Durch die wöchentliche Teilnahme am Rehabilitationssport nach Schlaganfall durchbrechen die Teilnehmer zum einen den durch die Erkrankung und die neue körperliche Behinderung ausgelösten sozialen Rückzug. Zum anderen werden sie im geschützten Kreise von Betroffenen trotz der physischen Behinderung zu körperlicher Bewegung motiviert. Die körperliche Aktivität kann sich dabei unmittelbar positiv auf mögliche depressive Symptome auswirken. Aber auch der Austausch mit Betroffenen vermittelt den Teilnehmern wichtige Copingstrategien und scheint, zu einer schnelleren Akzeptanz und einem besseren Zurechtkommen mit den Folgen des Schlaganfalls zu führen.

4.2.3 SF-36

<u>Fragestellungen:</u>

c. **Wie verändert sich die gesundheitsbezogene Lebensqualität beider Gruppen innerhalb von 8 Jahren nach Schlaganfall?**

d. **Führt die 2-jährige Teilnahme am Rehabilitationssport nach Schlaganfall bei der Sportgruppe im Laufe von 8 Jahren zu einer besseren Lebensqualität als die der Kontrollgruppe?**

Das größte rehabilitative Potential hinsichtlich des neurologischen Defizits und der gesundheitsbezogenen Lebensqualität wird generell den ersten Monaten nach Schlaganfall zugesprochen [31, 73, 125].

Diese Entwicklung (von M1 nach M3) findet sich auch in der vorliegenden Studie wieder. Bei näherer Betrachtung der Ergebnisse beider Gruppen fällt auf, dass die stärksten Verbesserungen in den Einzeldimensionen des SF-36 innerhalb der ersten 12 Monate erreicht werden.

So gelingt es der Sportgruppe innerhalb des ersten Jahres sich in allen 8 Einzeldimensionen des SF-36 zu verbessern (vgl. Kapitel 3, Abb. 35). Dabei erreicht sie mit ihren Verbesserungen in der allgemeinen Gesundheitswahrnehmung, der sozialen Funktionsfähigkeit und dem psychischen Wohlbefinden das statistische Signifikanzniveau.

Innerhalb des gleichen Zeitraumes kann die Kontrollgruppe wiederum nur bei 3 Einzeldimensionen moderate Verbesserungen erzielen, während sie in den restlichen 5 Einzeldimensionen Verschlechterungen erfährt (Vgl. Kapitel 3, Abb. 36).

Die Gesamtschau der Entwicklung der Freizeitaktivitäten macht deutlich, dass die Kontrollgruppe im Gegensatz zur Sportgruppe die überaus wichtige rehabilitative Phase der ersten 12 Monate nach dem Schlaganfall nicht annähernd so effizient umsetzen kann.

Betrachtet man nun die separaten Entwicklungen der Einzeldimensionen des SF-36 anhand der Mittelwerte im Langzeitverlauf (von M1 nach M5), so konnte sich die Sportgruppe (Abb. 37) insgesamt in 5 Einzeldimensionen (körperliche Rollenfunktion, Vitalität, soziale Funktionsfähigkeit, emotionale Rollenfunktion, psychisches Wohlbefinden) und in den beiden Summenskalen über die Jahre hinweg deutlich verbessern. Konstant blieb sie in ihren Ergebnissen bei der körperlichen Funktionsfähigkeit und nur in 2 Einzeldimensionen (körperliche Schmerzen, allg. Gesundheitswahrnehmung) verzeichnete die Sportgruppe leichte Verschlechterungen unter ihren Ausgangswert von Messung 1.

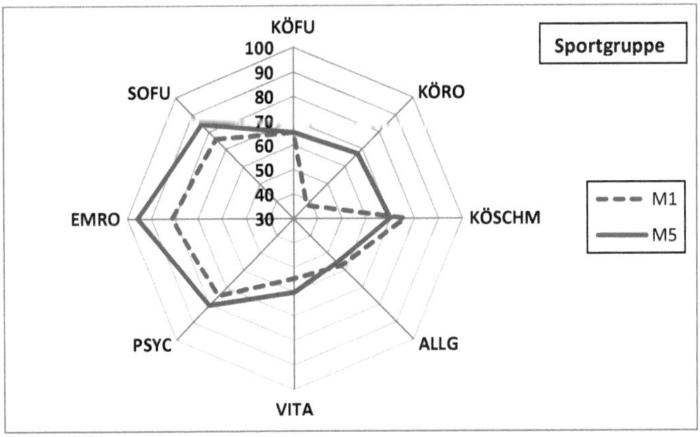

Abbildung 37: Netzdiagramm SF-36 Vergleich der Mittelwerte der Sportgruppe

Solche überaus positiven langfristigen Entwicklungen der Sportgruppe konnten die Teilnehmer der Kontrollgruppe bei weitem nicht erzielen (Abb. 38). Die einzige Einzeldimension, in der von M1 nach M5 eine Verbesserung verzeichnet werden konnte, war die körperliche Rollenfunktion, wobei diese mit nur 1,5 Punkten marginal war. In allen anderen Einzeldimensionen verschlechterte sich die Kontrollgruppe von M1 nach M 5 zum Teil deutlich; bei drei Einzeldimensionen (körperlicher Schmerz, soziale Funktionsfähigkeit und psychisches Wohlbefinden) erreichte die Kontrollgruppe mit den jeweiligen Verschlechterungen sogar das statistische Signifikanzniveau.

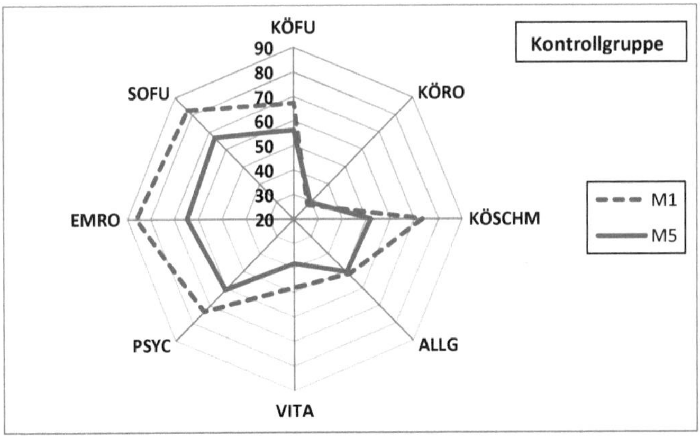

Abbildung 38: Netzdiagramm SF-36 Vergleich M1 – M5 der Kontrollgruppe

Trotz solch eindrücklicher Ergebnisse in den SF-36- Einzeldimensionen wird generell vor einer vorschnellen Interpretation dieser als reine Outcomekriterien gewarnt. In der Studie von *Hobart et al.* konnten dem SF-36 in Zusammenhang mit Schlaganfall-Patienten statistische Schwächen nachgewiesen werden [99]. So besitzen zwei von acht Einzeldimensionen (SOFU, ALLG) eine ungenügende Validität und Reliabilität in ihrer Studie.

Auf die statistische Schwäche der SF-36-Einzeldimension „soziale Funktionsfähigkeit" haben bereits 1996 *Anderson et al.* hingewiesen und empfohlen, vor allem im Hinblick auf ältere Probanden zusätzliche Messinstrumente zur Erfassung der sozialen Funktionsfähigkeit einzusetzen. Diese Empfehlung basiert auf deren Studienergebnisse, in welchen die mittels des SF-36 gemessenen SOFU-Werte nicht zwangsläufig mit den Messungen anderer Messinstrumente für die soziale Funktionsfähigkeit korrelieren müssen [107].

Diese Empfehlung wurde in der vorliegenden Studie aufgegriffen, und es wurde versucht, mittels der Erfassung der Häufigkeiten der sozialen Freizeitaktivitäten „Besuche" und „Ausgehen", die SF-36 Ergebnisse zur sozialen Funktionsfähigkeit zu validieren.

Betrachtet man den direkten Gruppenvergleich über die gesamte Beobachtungszeit von M1 nach M5, so kristallisieren sich die Unterschiede zwischen beiden Gruppen ebenfalls sehr deutlich heraus. Bei 4 Einzeldimensionen (KÖRO, VITA, EMRO, PSYC) kommt es zu einer entgegengesetzten Entwicklung beider Gruppen. Dabei ist es immer die Kontrollgruppe, die eine Verschlechterung erfährt, während sich die Sportgruppe über den gleichen Zeitraum verbessern kann. Selbst wenn man nur die positiveren Entwicklungen der Einzeldimensionen betrachtet, so ist es die Sportgruppe, die innerhalb des Untersuchungszeitraums in 7 von 8 Subskalen die positivere Entwicklung erfährt. Statistisch signifikante Unterschiede finden sich dabei in den Einzeldimensionen Vitalität, soziale Funktionsfähigkeit sowie psychisches Wohlbefinden.

Dabei kann man bei den Sportgruppen-Teilnehmern natürlich nicht ausschließen, dass sie von vornherein vitalere Menschen gewesen sind, die deswegen dem Sport / der Bewegung eher zugetan waren als die Teilnehmer der Kontrollgruppe.

Die zum Teil gravierende Verschlechterung der gesundheitsbezogenen Lebensqualität der Kontrollgruppe im Laufe der Jahre ist wiederum nicht überraschend; sie findet sich in einer Reihe von prospektiven Langzeitstudien über die Lebensqualität von Schlaganfall-Betroffenen wieder [17,20,25,49]. So auch bei *Leach et al.*, wo ein beträchtlicher Teil der Schlaganfall-Betroffenen 23 %) selbst im siebten Jahr nach Schlaganfall extrem schlechte Werte in der gesundheitsbezogene Lebensqualität aufweist [18].

Zusätzlich zu dem eben besprochenen Gruppenvergleich lohnt es sich, die Ergebnisse mit Referenzwerten einer altersentsprechenden Normpopulation zu vergleichen.

So erzielen beide Gruppen erwartungsgemäß bei Messung 1 geringere Summenwerte in den Einzeldimensionen des SF-36 als die Normpopulation (Abb.39).

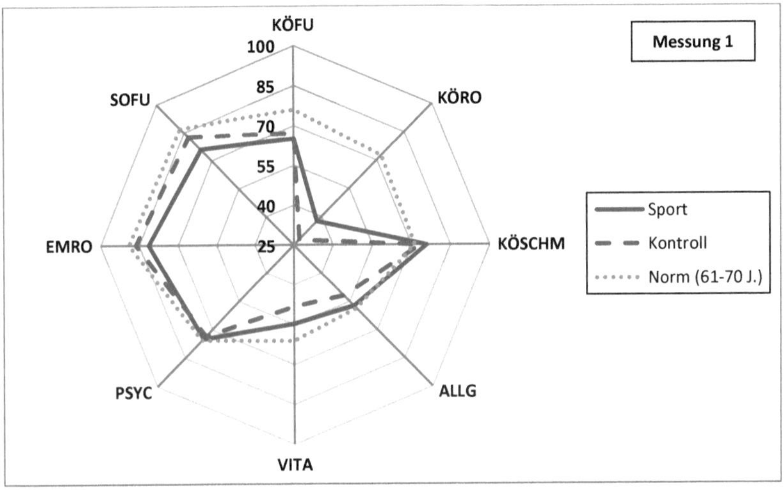

Abbildung 39: Messung 1 - Gruppenvergleich der Subskalen des SF-36

Die weitere Entwicklung der Studienpopulationen zur Normpopulation im Laufe der Zeit verläuft aber unterschiedlich: während die Werte der Kontrollgruppe im Vergleich mit denen der altersentsprechenden Normpopulation bei Messung 5 schlechter sind, gelingt es der Sportgruppe die Normpopulation aufzuholen und diese stellenweise sogar leicht in einigen Einzeldimensionen (körperliche Rollenfunktion, körperliche Schmerzen, Vitalität, psychisches Wohlbefinden und emotionale Rollenfunktion) zu überholen (Abb. 40).

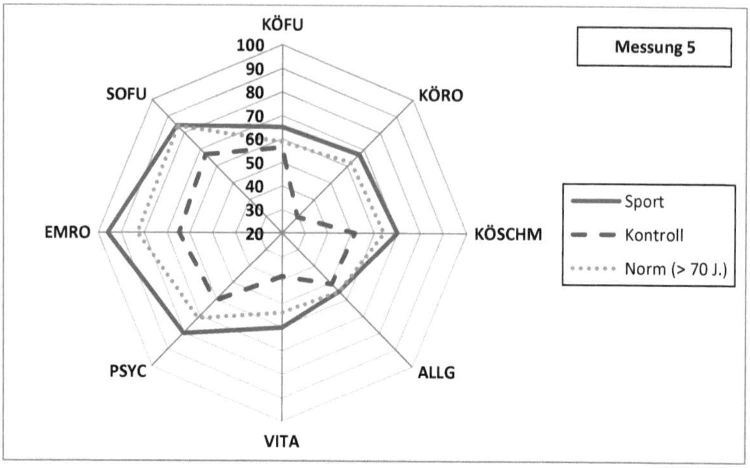

Abbildung 40: Messung 5 - Gruppenvergleich der Subskalen des SF-36

Für das überraschende Ergebnis der Sportgruppe existieren unterschiedlich Erklärungsansätze. Was die angegebenen Werte der Normpopulation angeht, so muss angeführt werden, dass es sich um Werte aus einer Gesamtpopulation (Männer und Frauen) handelt, aber in der vorliegenden Studienpopulation der Anteil an Frauen in beiden Gruppen deutlich unterrepräsentiert war. Die generell meist schlechteren Lebensqualitätswerte von Frauen können ein Grund dafür sein, warum die männerdominierte Sportgruppe stellenweise bessere Ergebnisse bei Messung 5 als die Normpopulation erzielen konnte [15].

Außerdem handelt es sich beim SF-36 um eine subjektive Selbsteinschätzung der Befragten und nicht um eine objektive Erfassung des neurologischen Status oder der körperlichen Leistungsfähigkeit [15]. Zwar gibt es eine Korrelation zwischen der subjektiven Selbsteinschätzung und des objektiven neurologischen Status [21,23], allerdings können auch individuelle Bewältigungsstrategien im Sinne des Copings mitverantwortlich für dieses Resultat sein [129]. So kann man vermuten, dass die Sportgruppen-Teilnehmer durch den Rehabilitationssport und den damit zusammenhängenden Austausch mit Betroffenen leichteren Zugang zu individuellen Bewältigungsstrategien erhalten haben. Zusätzlich konnte auch die geglückte Lebensstiländerung eine wichtige Rolle bei den guten Ergebnissen der Sportgruppe gespielt haben: durch vermehrte körperliche Aktivität könnte es den Sportgruppen-Teilnehmern, trotz ihrer körperlichen Behinderung, gelungen sein, den in den 7 Jahren auftretenden körperlichen Altersabbau besser zu kompensieren [53,57] und wie *Oster et al.*in ihrer Studie beschreiben, durch sportliche sogar eine Art „Verjüngung" im Alter erreicht zu haben [59].

Teilt man die Einzeldimensionen des SF-36 auf die körperliche und psychische Dimension der Lebensqualität auf, so erhält man daraus die körperliche und psychische Summenskalen des SF-36 (s. Kapitel 2, Abb. 2).

Dabei kristallisiert sich bei der körperlichen Summenskala heraus, dass trotz der vordergründig erfreulichen Ergebnisse in den Einzeldimensionen es für die Sportgruppe nicht zu einer signifikant besseren Entwicklung im Vergleich zur Kontrollgruppe reicht.

Beide Gruppen scheinen einen ähnlichen Verlauf der körperlichen Lebensqualität über die Jahre zu erfahren: der anfänglichen Verbesserung im ersten Jahr folgt eine Stagnation bzw. Verschlechterung in den Folgejahren. Diese Entwicklung entspricht früher publizierten Studien, die einen ähnlichen Verlauf nach einem Schlaganfall beschrieben haben [25,31,70,121]. Als Unterschied zwischen den beiden Gruppen kann der Endpunkt bei M5 betrachtet werden, bei dem die Kontrollgruppe unter und die Sportgruppe leicht über ihren Ausgangswert zu stehen kommt. Dabei erreicht die Differenz keine statistische Signifikanz. Somit muss die Vermutung von *Hentschel et. al* als widerlegt betrachtet werden, dass die Sportgruppe langfristig den Trend zur Stagnation bzw. Verschlechterung in der körperlichen Summenskala durchbrechen könnte [7]. Man könnte höchstens vermuten, dass sich die - fast zwangsläufige - Verschlechterung der körperlichen Summenskala der Schlaganfall-Betroffenen bei der Sportgruppe weniger schnell manifestiert.

Der Verlauf der psychischen Summenskalen dieser Studie kann wiederum die Ergebnisse und Vermutungen zu den psychischen Dimensionen der Lebensqualität von *Hentschel et al.* bestätigen. So kommt es auch in der vorliegenden Studie zu einer gegenläufigen Entwicklung der psychischen Summenskala beider Gruppen. Die Verbesserung der Sportgruppe erreicht mit $p = 0{,}053$ fast das statistische Signifikanzniveau, der direkte Gruppenvergleich bei M5 ist mit $p = 0{,}011$ statistisch signifikant. Somit bestätigt sich, analog zu *Hentschel et al.* in dieser Studie die positive Entwicklung der psychischen Dimensionen der gesundheitsbezogenen Lebensqualität der Sportgruppe auch im mittel- und langfristigen Bereich.

Dieser positive Verlauf ist überraschend, denn wie bereits schon erwähnt konnte man meistens nur eine Stagnation oder eine Verschlechterung der Lebensqualität der Schlaganfall-Betroffenen im langfristigen Verlauf verzeichnen [17,18,20,21,49].

Eine mögliche Erklärung für diese Entwicklung könnte in der höheren körperlichen Aktivität der Sportgruppen-Teilnehmer liegen. Vermehrte körperliche Aktivität kann zu einem Rückgang an depressiven Symptomen führen, welche bei Schlaganfall-Patienten auch lange Zeit nach dem Ereignis auftreten können [85,130].

In diesem Zusammenhang konnte 2011 eine systemische Recherche von *Chen et. al.* erstmals nachweisen, dass körperliche Aktivität einen leichten bis mittelgradigen positiven Einfluss auf die weitere Entwicklung der Lebensqualität von Schlaganfall-Betroffenen hat [92]. Die Metaanalyse untersuchte in diesem Rahmen 9 Studien von 1998 bis 2009, die sich mit dieser Fragestellung befassten, wobei die analysierten Trainingsprogramme aber im Durchschnitt nur ca. 11 Wochen dauerten. Die beobachtete, statistisch signifikante Verbesserung hob sich jedoch nach Beendigung des Trainingsprogramms wieder auf. Dies warf bei den Autoren die Frage auf, ob Schlaganfall-Betroffene nicht von einem langfristigen Angebot solcher Trainingsprogramme profitieren und ob das Training in der Gruppe mit anderen Schlaganfall-Betroffenen als weitere, soziale Komponente, die Lebensqualität zusätzlich verbessern könnte [92].

Führt man sich die Ergebnisse und Aussagen von *Chen et al.* zusammen mit den Ergebnissen der vorliegenden Studie vor Augen [92], so könnte der Rehabilitationssport nach Schlaganfall durchaus als langfristiges Trainingsprogramm zur Verbesserung der gesundheitsbezogenen Lebensqualität das Potential haben, eine Reihe dieser Anforderungen zu erfüllen.

So kann man bei den Teilnehmern der Schlaganfallsportgruppen eine nachhaltige Steigerung der körperlichen Aktivität erkennen, wodurch zum einen der Aktivitätsverlust der ersten Zeit umgangen und das große rehabilitative Potential der ersten Zeit nach Schlaganfall erschlossen werden kann. Ebenfalls scheint dadurch eine Lebensstiländerung hin zu mehr körperlicher Aktivität gefördert zu werden, die den durch das Alter eintretenden körperlichen Abbau verlangsamen könnte. Zusätzlich scheint es den Sportgruppen-Teilnehmern selbst in der schwierigen Zeit nach dem Schlaganfall zu gelingen, ihre sozialen Kontrakte aufrecht zu erhalten. Auch kann der Austausch mit Betroffenen in den Gruppenstunden Copingstrategien zu vermitteln, die helfen können, mit den neuen Herausforderungen des Alltages nach einem Schlaganfall besser leben zu lernen. –Dies alles scheint einen nachhaltigen positiven Einfluss auf die Entwicklung der gesundheitsbezogenen Lebensqualität, vor allem im psychischen Bereich, zu haben.

Natürlich ist die Aussagekraft der hier erhobenen Daten wegen diverser Störgrößen und Fehlerquellen eingeschränkt und es werden weitere Studien nötig sein, um die hier dargestellten Ergebnisse anhand einer ausreichend großen Studienpopulation validieren zu können.

Trotzdem sind die hier vorgestellten Daten so erfreulich, dass man Schlaganfall-Patienten die regelmäßige Teilnahme am Rehabilitationssport nach Schlaganfall ohne Einschränkung empfehlen kann.

5. Zusammenfassung

Ein Schlaganfall bedeutet für die Betroffenen häufig eine Zäsur im Leben: Ab diesem Zeitpunkt müssen die meisten mit bleibenden körperlichen Behinderungen leben und sind zusätzlich abhängig von der Hilfe anderer bei der Verrichtung ihrer Alltagstätigkeiten. Darüber hinaus stellt der Schlaganfall auch für die Gesellschaft eine enorme sozioökonomische Herausforderung dar.

In der vorliegenden Studie wurde betrachtet, ob der Rehabilitationssport nach Schlaganfall einen sinnvollen Beitrag zur rehabilitativen Betreuung von chronischen Schlaganfall-Betroffenen bieten kann. Hierfür wurden die gesundheitsbezogene Lebensqualität und die Freizeitaktivitäten der Schlaganfall-Betroffenen, die 24 Monate regelmäßig an diesen Rehabilitationssportgruppen teilnahmen, und einer Kontrollgruppe, die ein solches Angebot nicht wahrnahm, über einen Zeitraum von 8 Jahren dreimal untersucht.

Als Messinstrumente dienten der Short Form (SF)-36 Health Survey zur Messung der gesundheitsbezogenen Lebensqualität und ein zu Beginn der Studie entworfener Fragebogen zu sozialer Situation und Freizeitaktivitäten. Von den insgesamt 120 rekrutierten Teilnehmern bei der Erstuntersuchung beendeten nach 8 Jahren schließlich 33 Probanden die Follow-Up-Phase mit allen drei Befragungen. Davon gehörten 16 Teilnehmer der Sportgruppe und 17 Teilnehmer zur Kontrollgruppe an.

Ein Schlaganfall führte fast regelmäßig bei beiden Gruppen zu einem Aktivitätseinbruch in den körperlich aktiven und sozialen Freizeitaktivitäten. Besonders eindrucksvoll ist dies in der Kategorie „Sporttreiben" zu sehen, wo die Kontrollgruppe nicht nur direkt nach dem Schlaganfall eine starke Beeinträchtigung erfährt, sondern auch auf lange Sicht diese nicht mehr kompensieren kann. Von 47,1 % der Kontrollgruppen-Teilnehmer, die vor dem Schlaganfall regelmäßig, mindestens einmal die Woche bis fast täglich Sport betrieben, reduzierte sich der Anteil bei Messung 1 auf gerade mal 7,1%. Die Sportgruppe wiederum konnte diesen Aktivitätseinbruch beim Sport durch die Teilnahme am Rehabilitationssport (100%) von Anfang an sehr gut umgehen. Ähnlich ist dies bei den sozialen Freizeitaktivitäten nach dem Schlaganfall. Auch hier zeigt die Kontrollgruppe langfristig starke Rückzugstendenzen, während die Sportgruppe zwar einen Aktivitätsrückgang verzeichnet, dieser sich aber bei weitem nicht so dramatisch entwickelt wie bei der Kontrollgruppe.

Wichtig ist diese Beobachtung vor dem Hintergrund, dass die ersten 12 Monate nach einem Schlaganfall das höchste rehabilitative Potential beinhalten. Während die Sportgruppe dieses Potential durch Teilnahme am Rehabilitationssport nutzt, zieht sich die Kontrollgruppe in der gleichen Zeit körperlich, aber teilweise auch sozial immer mehr zurück.

Aber auch auf lange Sicht scheinen die Teilnehmer vom Rehabilitationssport nach Schlaganfall zu profitieren: selbst 8 Jahre nach dem Schlaganfall sind sie mit bis zu 93,8 % regelmäßig, mindestens einmal die Woche sportlich aktiv. Wenn man diesen Wert mit dem vor dem Schlaganfall vergleicht (43,8%), deutet dies bei der Sportgruppe auf eine nachhaltige Lebensstiländerung hin. Diese positiven Ergebnisse kann die Kontrollgruppe bei weitem nicht vorweisen: bei Messung 5 sind es gerade mal 23,6 % der Teilnehmer, die noch regelmäßig, einmal wöchentlich bis täglich sportlich aktiv sind, im Vergleich zu 47,1% von vor dem Schlaganfall.

Bei der gesundheitsbezogenen Lebensqualität kann man eine ähnliche, fast gegensätzliche Entwicklung der beiden Gruppen verzeichnen. Die Kontrollgruppe erzielt für den gesamten 8-jährigen Untersuchungszeitraum nur bei der körperlichen Rollenfunktion eine, wenn auch nur marginale, Verbesserung und muss bei den restlichen 7 Einzeldimensionen und beiden Summenskalen des SF-36 mit zum Teil gravierenden Verschlechterungen leben. Statistisch signifikant verschlechtert sie sich dabei bei den körperlichen Schmerzen (p= 0,008), der sozialen Funktionsfähigkeit (p=0,053) sowie dem psychischen Wohlbefinden (p=0,009). Die Sportgruppe hingegen kann sich in der gleichen Zeitspanne in 5 Einzeldimensionen und den beiden Summenskalen verbessern, davon bei der psychischen Summenskala statistisch signifikant (p= 0,053). Bei einer Einzeldimension (körperliche Funktionsfähigkeit) bleibt sie konstant. Nur bei 2 Einzeldimensionen, den körperlichen Schmerzen sowie der allgemeinen Gesundheitswahrnehmung kommt es zu einer Verschlechterung.

Dass eine 24-monatige Teilnahme am Rehabilitationssport nach Schlaganfall nicht nur kurzfristig, sondern auch langfristig einen positiven Effekt auf die gesundheitsbezogene Lebensqualität und die Freizeitaktivität von Schlaganfall-Betroffenen hat, wird durch die nun vorliegenden und die in der Literaturrecherche gefundenen Ergebnisse unterstützt. So scheint der Rehabilitationssport nach Schlaganfall ein geeignetes Bewegungsangebot zu sein, um zum einen das hohe rehabilitative Potential der ersten Zeit nach dem Schlaganfall sinnvoll auszuschöpfen und zum anderen dem durch die körperliche Behinderungen meist ausgelösten sozialen Rückzug entgegenzuwirken. Außerdem scheint er neben einer positiveren Entwicklung der gesundheitsbezogenen Lebensqualität auch zu einer nachhaltigen Lebensstiländerung bei den Teilnehmern zu führen und empfiehlt sich deshalb als mögliches Instrument zur Sekundärprävention.

Natürlich hat die vorliegende Studie Schwächen bezüglich ihrer kleinen Teilnehmerzahl, der fehlenden Verblindung und Randomisierung der Teilnehmer. Deswegen sollte man diese Ergebnisse nicht unkritisch auf die Allgemeinheit der Schlaganfall-Betroffenen übertragen. Es sollten zur Untermauerung dieser Ergebnisse weitere Untersuchungen mit größerer

Teilnehmerzahl erfolgen. Auch sollte man neben der Frage, welche Inhalte und Umfänge der Sporttherapie für die Schlaganfall-Betroffenen am günstigsten wären, auch untersuchen, wie lange die Teilnahme am Schlaganfall-Sport sein sollte, um die optimalsten Effekte auf die Betroffenen hinsichtlich deren Lebensqualität, der positiven Lebensstiländerung und der körperlichen Fortschritte zu erzielen.

6. Literaturverzeichnis

1. Visser-Meily JM, van Heugten CM, Schepers VP, van den Bos GA. [There are also suitable treatments during the chronic phase following a stroke]. Ned Tijdschr Geneeskd 2007. 151: 2753-7.

2. Adams HP. The importance of the Helsingborg declaration on stroke management in Europe. J Intern Med 1996. 240: 169-71.

3. Gabler-Sandberger E. Die Helsingborg-Deklaration. Richtlinen zur Therapie des Apoplex. Dtsch Arztebl 1996. 93: 160-2.

4. Bihr F. Rehabilitationssport nach Schlaganfall - Stellenwert eines neuen Konzepts in der Nachsorge und Langzeitbetreuung. http://www.aphasienetz.de/medien/Sport%20nach%20Schlaganfall%20Karlsruhe.pdf (abgerufen am 23.03.2012).

5. Seidel, EJ, Conradi E, Hübscher J, Scholte HC. Konzepte der Bewegungstherapie. Band 3. In: Reihe Praktische Physiotherapie / Sporttherapie. Weimar: : E.J. Seidel & Ch. Wick; 1995.

6. Hemmeter C. Effekte einer zweijährigen Sporttherapie nach Apoplex. Diplomarbeit. Eberhard-Karls-Universität Tübingen, 2007.

7. Hentschel JG. Sport nach Schlaganfall - Effekte sporttherapeutischer Gruppenangebote auf gesundheitsbezogene Lebensqualität und Freizeitaktivitäten von Schlaganfallpatienten. Inaugural-Dissertation. Eberhard-Karls-Universität Tübingen, 2010.

8. Schwarz N. Überprüfung der Wirksamkeit der Sporttherapie bei Schlaganfallpatienten zur Verbesserung von Bewegungsabläufen. Diplomarbeit. Eberhard-Karls-Universität Tübingen, 2002.

9. Bundesarbeitsgemeinschaft für Rehabiliation e.V.. Rahmenvereinbarung über den Rehabilitationssport und das Funktionstraining vom 1.Januar 2011

10. Eschenfelder Ch C, Zeller JA, Stingele R. Schlaganfall Ursachen und Klassifikation. Hamostaseologie 2006. 26: 298-308.

11. Dobkin B. The economic impact of stroke. Neurology 1995. 45: 6-9.

12. Schwartz F, Bardura, B, Busse, R, et.al. Das Public Health Buch - Gesundheit und Gesundheitswesen. 2. Aufl. München: Urban & Fischer Verlag, 2003.

13. Bullinger M. Erfassung der gesundheitsbezogenen Lebensqualität mit dem SF-36-Health Survey. Bundesgesundheitsblatt - Gesundheitsforschung - Gesundheitsschutz 2000. 43: 190-7.

14. Schölmerich P, Thews, G. "Lebensqualität" als Bewertungskriterium in der Medizin. Symposium der Akademie der Wissenschaften und der Literatur. Stuttgart: Gustav Fischer Verlag, 1992.

15. Bullinger M, Kirchberger I. SF-36 Fragebogen zum Gesundheitszustand Handanweisung. Göttingen: Hogrefe-Verlag, 1998.

16. Mc Dowell I. Measuring health: a guide to rating scales and questionnaires. 2. Aufl. New York: Oxford University Press, 2006.

17. Dhamoon MS, Moon YP, Paik MC, Boden-Albala B, Rundek T, Sacco RL, Elkind MS. Quality of life declines after first ischemic stroke. The Northern Manhattan Study. Neurology 2010. 75: 328-34.

18. Leach MJ, Gall SL, Dewey HM, Macdonell RA, Thrift AG. Factors associated with quality of life in 7-year survivors of stroke. J Neurol Neurosurg Psychiatry 2011. 82: 1365-1371.

19. Haacke C, Althaus A, Spottke A, Siebert U, Back T, Dodel R. Long-term outcome after stroke: evaluating health-related quality of life using utility measurements. Stroke 2006. 37: 193-8.

20. Niemi ML, Laaksonen R, Kotila M, Waltimo O. Quality of life 4 years after stroke. Stroke 1988. 19: 1101-7.

21. Saeki S, Chisaka H, Hachisuka K. Life satisfaction and functional disabilities in long-term survivors after first stroke. J Uoeh 2005. 27: 171-7.

22. Gallien P, Adrien S, Petrilli S, et al. [Home care and quality of life three years after stroke]. Ann Readapt Med Phys 2005. 48: 225-30.

23. Patel MD, Tilling K, Lawrence E, Rudd AG, Wolfe CD, McKevitt C. Relationships between long-term stroke disability, handicap and health-related quality of life. Age Ageing 2006. 35: 273-9.

24. Paul SL, Sturm JW, Dewey HM, Donnan GA, Macdonell RA, Thrift AG. Long-term outcome in the North East Melbourne Stroke Incidence Study: predictors of quality of life at 5 years after stroke. Stroke 2005. 36: 2082-6.

25. Sturm JW, Donnan GA, Dewey HM, et al. Quality of life after stroke: the North East Melbourne Stroke Incidence Study (NEMESIS). Stroke 2004. 35: 2340-5.

26. Shinohara Y. Factors affecting health-related quality of life assessed with the SF-36v2 health survey in outpatients with chronic-stage ischemic stroke in Japan--cross-sectional analysis of the OASIS study. Cerebrovasc Dis 2010. 29: 361-71.

27. Hackett ML, Duncan JR, Anderson CS, Broad JB, Bonita R. Health-related quality of life among long-term survivors of stroke: results from the Auckland Stroke Study, 1991-1992. Stroke 2000. 31: 440-7.

28. Sturm JW, Donnan GA, Dewey HM, Macdonell RA, Gilligan AK, Thrift AG. Determinants of handicap after stroke: the North East Melbourne Stroke Incidence Study (NEMESIS). Stroke 2004; 35: 715-20.

29. Rochette A, Desrosiers J, Noreau L. Association between personal and environmental factors and the occurrence of handicap situations following a stroke. Disabil Rehabil 2001. 23: 559-69.

30. Carod-Artal J, Egido JA, Gonzalez JL, Varela de Seijas E. Quality of life among stroke survivors evaluated 1 year after stroke: experience of a stroke unit. Stroke 2000. 31: 2995-3000.

31. Suenkeler IH, Nowak M, Misselwitz B, Kugler C, Schreiber W, Oertel WH, Back T. Timecourse of health-related quality of life as determined 3, 6 and 12 months after stroke. Relationship to neurological deficit, disability and depression. J Neurol 2002. 249: 1160-7.

32. Mayo NE, Wood-Dauphinee S, Cote R, Durcan L, Carlton J. Activity, participation, and quality of life 6 months poststroke. Arch Phys Med Rehabil 2002. 83: 1035-42.

33. Astrom M, Asplund K, Astrom T. Psychosocial function and life satisfaction after stroke. Stroke 1992. 23: 527-31.

34. Pan JH, Song XY, Lee SY, Kwok T. Longitudinal analysis of quality of life for stroke survivors using latent curve models. Stroke 2008. 39: 2795-802.

35. Hopman WM, Verner J. Quality of life during and after inpatient stroke rehabilitation. Stroke 2003. 34: 801-5.

36. Edwards JD, Koehoorn M, Boyd LA, Levy AR. Is health-related quality of life improving after stroke? A comparison of health utilities indices among Canadians with stroke between 1996 and 2005. Stroke 2010. 41: 996-1000.

37. Samsa GP, Matchar DB. How strong is the relationship between functional status and quality of life among persons with stroke? J Rehabil Res Dev 2004. 41: 279-82.

38. Dietl M, Pohle R, Weingartner M, et al. Schlaganfallursache und Pflegebedürftigkeit im Langzeitverlauf. Fortschr Neurol Psychiatr 2009. 77: 714-9.

39. Hager K, Ziegler K. Studien der Krankheitsverarbeitung nach einem Schlaganfall. Z Gerontol Geriat 1998. 31: 9-15.

40. Nichols-Larsen DS, Clark PC, Zeringue A, Greenspan A, Blanton S. Factors influencing stroke survivors' quality of life during subacute recovery. Stroke 2005. 36: 1480-4.

41. Indredavik B, Bakke F, Slordahl SA, Rokseth R, Haheim LL. Stroke unit treatment improves long-term quality of life: a randomized controlled trial. Stroke 1998. 29: 895-9.

42. Mackenzie AE, Chang AM. Predictors of quality of life following stroke. Disabil Rehabil 2002. 24: 259-65.

43. Breckenkamp J. Freizeitinteressen und subjektive Gesundheit. Materialien zur Bevölkerungswissenschaft. Heft 102b. Wiesbaden: Bundesinstitut für Bevölkerungsforschung, 2001.

44. Gillen GB, A. Leisure participation after stroke In: Stroke Rehabilitation: A Function-Based Approach. 3. Aufl. St. Louis: Elsevier Science / Mosby, 2011; 738-746.

45. Feibel JH, Springer CJ. Depression and failure to resume social activities after stroke. Arch Phys Med Rehabil 1982. 63: 276-7.

46. Sjogren K. Leisure after stroke. Int Rehabil Med 1982. 4: 80-7.

47. Parker CJ, Gladman JR, Drummond AE. The role of leisure in stroke rehabilitation. Disabil Rehabil 1997. 19: 1-5.

48. White JH, Mackenzie L, Magin P, Pollack MRP. The occupational experience of stroke survivors in a community setting. OTJR: Occup, Particip Health 2008. 28: 160-7.

49. Viitanen M, Fugl-Meyer KS, Bernspang B, Fugl-Meyer AR. Life satisfaction in long-term survivors after stroke. Scand J Rehabil Med 1988. 20: 17-24.

50. Labi ML, Phillips TF, Greshman GE. Psychosocial disability in physically restored long-term stroke survivors. Arch Phys Med Rehabil 1980. 61: 561-5.

51. Drummond A. Leisure activity after stroke. Int Disabil Stud 1990. 12: 157-60.

52. O'Sullivan C, Chard G. An exploration of participation in leisure activities post-stroke. Aust Occup Ther J 2010. 57: 159-66.

53. Jeschke D. Altern und körperliche Aktivität. Dtsch Arztebl 2004. 101: A 789-98.

54. Singh NA, Clements KM, Singh MAF. The efficacy of exercise as a long-term antidepressant in elderly subjects. J Gerontol A Biol Sci Med Sci 2001. 56: M497-M504.

55. Colcombe S, Kramer AF. Fitness Effects on the Cognitive Function of Older Adults. Psychol Sc 2003. 14: 125-30.

56. Hager K, Summa J, Platt D. [Rehabilitation of multiple morbidity patients in the clinic and day clinic]. Internist 2002. 43: 930, 3-40.

57. Young A, Dinan S. Activity in later life. BMJ 2005. 330: 189-91.

58. Fiatarone MA, O'Neill EF, Ryan ND, et al. Exercise training and nutritional supplementation for physical frailty in very elderly people. N Engl J Med 1994. 330: 1769-75.

59. Oster P, Pfisterer M, Schuler M, Hauer K. Körperliches Training im Alter. Z Gerontol Geriat 2005. 38: i10-i3.

60. Singh MAF. Exercise comes of age. J Gerontol A Biol Sci Med Sci 2002. 57: M262-M82.

61. Elsawy B, Higgins KE. Physical activity guidelines for older adults. Am Fam Physician 2010. 81: 55-9.

62. Nelson ME, Rejeski WJ, Blair SN, et al. Physical activity and public health in older adults: recommendation from the American College of Sports Medicine and the American Heart Association. Med Sci Sports Exerc 2007. 39: 1435-45

63. Rimmer JH, Braddock D, Pitetti KH. Research on physical activity and disability: an emerging national priority. Med Sci Sports Exerc 1996. 28: 1366-72.

64. Kerstin W, Gabriele B, Richard L. What promotes physical activity after spinal cord injury? An interview study from a patient perspective. Disabil Rehabil 2006. 28: 481-8.

65. Ginis KA, Hicks AL. Considerations for the development of a physical activity guide for Canadians with physical disabilities. Can J Public Health 2007. 98 Suppl 2: 135-47.

66. Boslaugh SE, Andresen EM. Correlates of physical activity for adults with disability. Prev Chronic Dis 2006. 3: A78.

67. McGuire LC, Strine TW, Okoro CA, Ahluwalia IB, Ford ES. Healthy lifestyle behaviors among older U.S. adults with and without disabilities, Behavioral Risk Factor Surveillance System, 2003. Prev Chronic Dis 2007. 4: A09.

68. Olney SJ, Griffin MP, Monga TN, McBride ID. Work and power in gait of stroke patients. Arch Phys Med Rehabil 1991. 72: 309-14.

69. Waters RL, Mulroy S. The energy expenditure of normal and pathologic gait. Gait Posture 1999. 9: 207-31.

70. Gordon NF, Gulanick M, Costa F, et al. Physical activity and exercise recommendations for stroke survivors: an American Heart Association scientific

statement from the Council on Clinical Cardiology, Subcommittee on Exercise, Cardiac Rehabilitation, and Prevention; the Council on Cardiovascular Nursing; the Council on Nutrition, Physical Activity, and Metabolism; and the Stroke Council. Circulation 2004. 109: 2031-41

71. Michael KM, Allen JK, Macko RF. Reduced ambulatory activity after stroke: the role of balance, gait, and cardiovascular fitness. Arch Phys Med Rehabil 2005. 86: 1552-6.

72. Rosenberg DE, Bombardier CH, Hoffman JM, Belza B. Physical activity among persons aging with mobility disabilities: shaping a research agenda. J Aging Res 2011. 2011: 708510.

73. Rimmer JH, Chen MD, McCubbin JA, Drum C, Peterson J. Exercise intervention research on persons with disabilities: what we know and where we need to go. Am J Phys Med Rehabil 2010. 89: 249-63.

74. Saunders DH, Greig CA, Mead GE, Young A. Physical fitness training for stroke patients. Cochrane Database Syst Rev 2009: CD003316.

75. Reimers CD, Knapp G, Reimers AK. [Exercise as stroke prophylaxis.] Dtsch Arztebl 2009. 106: 715-21.

76. Sattelmair JR, Kurth T, Buring JE, Lee IM. Physical activity and risk of stroke in women. Stroke 2010. 41: 1243-50.

77. Willey JZ, Xu Q, Boden-Albala B, et al. Lipid profile components and risk of ischemic stroke: the Northern Manhattan Study (NOMAS). Arch Neurol 2009. 66: 1400-6.

78. Wisloff U, Nilsen TI, Droyvold WB, Morkved S, Slordahl SA, Vatten LJ. A single weekly bout of exercise may reduce cardiovascular mortality: how little pain for cardiac gain? 'The HUNT study, Norway'. Eur J Cardiovasc Prev Rehabil 2006. 13: 798-804.

79. Saunders DH, Greig CA, Young A, Mead GE. Physical fitness training for stroke patients. Stroke 2004. 35: 2235.

80. Potempa K, Lopez M, Braun LT, Szidon JP, Fogg L, Tincknell T. Physiological outcomes of aerobic exercise training in hemiparetic stroke patients. Stroke 1995. 26: 101-5.

81. Thompson PD, Buchner D, Piña IL, et al. Exercise and physical activity in the prevention and treatment of atherosclerotic cardiovascular disease. Arterioscler Thromb Vasc Biol 2003. 23: e42-e9.

82. Macko RF, Smith GV, Dobrovolny CL, Sorkin JD, Goldberg AP, Silver KH. Treadmill training improves fitness reserve in chronic stroke patients. Arch Phys Med Rehabil 2001. 82: 879-84.

83. Kwakkel G, van Peppen R, Wagenaar RC, et al. Effects of augmented exercise therapy time after stroke: a meta-analysis. Stroke 2004. 35: 2529-39.

84. Michael K, Macko RF. Ambulatory activity intensity profiles, fitness, and fatigue in chronic stroke. Top Stroke Rehabil 2007. 14: 5-12.

85. Kotila M, Numminen H, Waltimo O, Kaste M. Depression after stroke: results of the FINNSTROKE Study. Stroke 1998. 29: 368-72.

86. Lai SM, Studenski S, Richards L, et al. Therapeutic exercise and depressive symptoms after stroke. J Am Geriatr Soc 2006. 54: 240-7.

87. Luft AR, McCombe-Waller S, Whitall J, et al. Repetitive bilateral arm training and motor cortex activation in chronic stroke: a randomized controlled trial. JAMA 2004. 292: 1853-61.

88. Whitall J, McCombe Waller S, Silver KH, Macko RF. Repetitive bilateral arm training with rhythmic auditory cueing improves motor function in chronic hemiparetic stroke. Stroke 2000. 31: 2390-5.

89. Liepert J, Miltner WH, Bauder H, et al. Motor cortex plasticity during constraint-induced movement therapy in stroke patients. Neurosci Lett 1998. 250: 5-8.

90. Taub E, Miller NE, Novack TA, et al. Technique to improve chronic motor deficit after stroke. Arch Phys Med Rehabil 1993. 74: 347-54.

91. Grau AJ, Barth C, Geletneky B, et al. Association between recent sports activity, sports activity in young adulthood, and stroke. Stroke 2009. 40: 426-31.

92. Chen MD, Rimmer JH. Effects of exercise on quality of life in stroke survivors: a meta-analysis. Stroke 2011. 42: 832-7.

93. Deutscher Behindertensportverband e.V., Stiftung Deutsche Schlaganfall-Hilfe. Sport nach Schlaganfall - Leitfaden für die Organisation und Durchführung von Rehabilitationssportgruppen nach Schlaganfall. 2011.

94. Bjuro T, Fugl-Meyer AR, Grimby G, Hook O, Lundgren B. Ergonomic studies of standardized domestic work in patients with neuromuscular handicap. Scand J Rehabil Med 1975. 7: 106-13.

95. Bullinger M. Der SF-36 Health Survey als krankheitsübergreifendes Profilinstrument. In: Schöfski, O. et al. (Hrsg.): Gesundheitsökonomische Evaluationen. Heidelberg: Springer Verlag, 2008; 387-400.

96. Martin M, Kosinski M, Bjorner JB, Ware JE, Jr., Maclean R, Li T. Item response theory methods can improve the measurement of physical function by combining the modified health assessment questionnaire and the SF-36 physical function scale. Qual Life Res 2007. 16: 647-60.

97. Ware JE, Jr., Sherbourne CD. The MOS 36-item short-form health survey (SF-36). I. Conceptual framework and item selection. Med Care 1992. 30: 473-83.

98. Williams LS, Weinberger M, Harris LE, Biller J. Measuring quality of life in a way that is meaningful to stroke patients. Neurology 1999. 53: 1839-43.

99. Hobart JC, Williams LS, Moran K, Thompson AJ. Quality of life measurement after stroke: uses and abuses of the SF-36. Stroke 2002. 33: 1348-56.

100. de Haan RJ. Measuring quality of life after stroke using the SF-36. Stroke 2002. 33: 1176-7.

101. Lerdal A, Bakken LN, Kouwenhoven SE, et al. Poststroke fatigue - a review. J Pain Symptom Manage 2009. 38: 928-49.

102. van de Port IG, Kwakkel G, Schepers VP, Heinemans CT, Lindeman E. Is fatigue an independent factor associated with activities of daily living, instrumental activities of daily living and health-related quality of life in chronic stroke? Cerebrovasc Dis 2007. 23: 40-5.

103. Flinn NA, Stube JE. Post-stroke fatigue: qualitative study of three focus groups. Occup Ther Int 2010. 17: 81-91.

104. Bishop SR. What do we really know about mindfulness-based stress reduction? Psychosom Med 2002. 64: 71-83.

105. LaPorte RE, Adams LL, Savage DD, Brenes G, Dearwater S, Cook T. The spectrum of physical activity, cardiovascular disease and health: an epidemiologic perspective. Am J Epidemiol 1984. 120: 507-17.

106. Pereira MA, FitzerGerald SJ, Gregg EW, et al. A collection of physical activity questionnaires for health-related research. Med Sci Sports Exerc 1997. 29: 1-205.

107. Anderson C, Laubscher S, Burns R. Validation of the Short Form 36 (SF-36) health survey questionnaire among stroke patients. Stroke 1996. 27: 1812-6.

108. Buck D, Jacoby A, Massey A, Ford G. Evaluation of measures used to assess quality of life after stroke. Stroke 2000. 31: 2004-10.

109. Cieza A, Stucki G. Content comparison of health-related quality of life (HRQOL) instruments based on the international classification of functioning, disability and health (ICF). Qual Life Res 2005. 14: 1225-37.

110. Lai S-M, Perera S, Duncan PW, Bode R. Physical and social functioning after stroke. Stroke 2003. 34: 488-93.

111. Aaronson NK, Acquadro C, Alonso J, et al. International Quality of Life Assessment (IQOLA) Project. Qual Life Res 1992. 1: 349-51.

112. Ware JE, Jr., Gandek B. Methods for testing data quality, scaling assumptions, and reliability: the IQOLA Project approach. International Quality of Life Assessment. J Clin Epidemiol 1998. 51: 945-52.

113. Ware JE, Kosinski M. Interpreting SF-36 summary health measures: a response. Qual Life Res 2001. 10: 405-13; discussion 15-20.

114. Weimar C, Kurth T, Kraywinkel K, et al. Assessment of functioning and disability after ischemic stroke. Stroke 2002. 33: 2053-9.

115. Sturm JW, Donnan GA, Dewey HM, et al. Quality of life after stroke. Stroke 2004. 35: 2340-5.

116. Kwok T, Lo RS, Wong E, Wai-Kwong T, Mok V, Kai-Sing W. Quality of life of stroke survivors: a 1-year follow-up study. Arch Phys Med Rehabil 2006. 87: 1177-82.

117. Carod-Artal FJ, Egido JA. Quality of life after stroke: the importance of a good recovery. Cerebrovasc Dis 2009. 27: 204-14.

118. Rotter I. [Effect of functional capacity, coexisting depression and some socio-demographic factors on the quality of life in patients with ischemic cerebrovascular stroke]. Ann Acad Med Stetin 2002. 48: 301-16.

119. Cadilhac D, Dewey H, Vos T, Carter R, Thrift A. The health loss from ischemic stroke and intracerebral hemorrhage: evidence from the North East Melbourne Stroke Incidence Study (NEMESIS). Health Qual Life Outcomes 2010. 8: 49.

120. Tengs TO, Yu M, Luistro E, Bosworth HB. Health-related quality of life after stroke a comprehensive review. Stroke 2001. 32: 964-72.

121. Jonkman EJ, de Weerd AW, Vrijens NL. Quality of life after a first ischemic stroke. Long-term developments and correlations with changes in neurological deficit, mood and cognitive impairment. Acta Neurol Scand 1998. 98: 169-75.

122. Rimmer JH, Riley B, Wang E, Rauworth A, Jurkowski J. Physical activity participation among persons with disabilities: barriers and facilitators. Am J Prev Med 2004. 26: 419-25.

123. Wolf PA, Clagett GP, Easton JD, et al. Preventing ischemic stroke in patients with prior stroke and transient ischemic attack : a statement for healthcare professionals from the Stroke Council of the American Heart Association. Stroke 1999. 30: 1991-4.

124. Rimmer JH. Exercise and physical activity in persons aging with a physical disability. Phys Med Rehabil Clin N Am 2005. 16: 41-56.

125. Roth EJ. Heart disease in patients with stroke: incidence, impact, and implications for rehabilitation. Part 1: Classification and prevalence. Arch Phys Med Rehabil 1993. 74: 752-60.

126. Goldstein LB, Adams R, Alberts MJ, et al. Primary prevention of ischemic stroke: a guideline from the American Heart Association/American Stroke Association Stroke Council: cosponsored by the Atherosclerotic Peripheral Vascular Disease Interdisciplinary Working Group; Cardiovascular Nursing Council; Clinical Cardiology Council; Nutrition, Physical Activity, and Metabolism Council; and the Quality of Care and Outcomes Research Interdisciplinary Working Group. Circulation 2006. 113: e873-923.

127. Angeleri F, Angeleri VA, Foschi N, Giaquinto S, Nolfe G. The influence of depression, social activity, and family stress on functional outcome after stroke. Stroke 1993. 24: 1478-83.

128. Lawrence L, Christie D. Quality of life after stroke: a three-year follow-up. Age Ageing 1979. 8: 167-72.

129. Rochette A, Tribble DS, Desrosiers J, Bravo G, Bourget A. Adaptation and coping following a first stroke: a qualitative analysis of a phenomenological orientation. Int J Rehabil Res 2006. 29: 247-9.

130. Mead GE, Morley W, Campbell P, Greig CA, McMurdo M, Lawlor DA. Exercise for depression. Cochrane Database Syst Rev 2009:CD004366.

7. Anhang

A-1

Diagnosebogen

1 **Geburtsdatum / Alter** _ _ . _ _ . _ _ _ _ / _ _ Jahre

2 **Schlaganfall**

Monat/Jahr _ _ / _ _ _ _

Hemisphärenlokalisation: links O
rechts O

Art des Schlaganfalls: hämorrhagisch O
ischämisch O

motorische Restsymptomatik bei Entlassung aus der Rehabilitation:
Arm O
Bein O
Arm u. Bein O

frühere Insulte: 1 (Datum/Lokalisation)

2 (Datum/Lokalisation)

3 **kardiovaskuläre Risikofaktoren / Erkrankungen**

art. Hypertonie O
Diabetes mell. O
KHK O
Herzinfarkt O
pAVK O

Nikotinkonsum ja O _ _ / Tag
nein O
Alkoholkonsum ja O ca............................. / Woche

4 **sonstige neurologische oder psychiatrische Diagnosen**

....

5 **orthopädische Erkrankungen / Beschwerden**

Wirbelsäule O ....

Schulter O ....

Hüfte O ....

Knie O ....

Fuß O ....

A-2

Fragebogen zu Freizeitaktivitäten und sozialer Situation

Codenummer des Patienten / der Patientin

Geburtsjahr

Geschlecht: männlich O
weiblich O

1 Zur Lebenssituation <u>vor</u> dem Schlaganfall
(nur bei Eingangsbefragung!)

1 Familliäre Situation: O verheiratet O ledig O verwitwet

mit Partner/-in zusammenlebend? ja O
nein O

2 Beruf: berufstätig O ja, als: .... O nein, weil:
O Hausfrau
O Rente
O arbeitslos
O sonstiges

3 Freizeitaktivitäten

Freizeitaktivitäten	**fast täglich**	**Ein- bis mehrmals / Woche**	**seltener**	**nie**
Spazierengehen				
Gartenarbeit				
Sport treiben				
Ausgehen (Kino, Theater, Restaurant etc.)				
Freunde, Bekannte besuchen/besucht werden				

II Heutige Situation
(bei Eingangsbefragung und Folgebefragungen!)

1 Hat sich an Ihrer familiären Situation etwas geändert (im Vergleich zur Situation vor dem Schlaganfall?)

O nein O ja, inwiefern?.....................................

2 Hat sich an Ihrer beruflichen Situation etwas geändert?

O nein O ja, inwiefern?.....................................

3 Welche Freizeitaktivitäten unternehmen Sie aktuell?

Freizeitaktivitäten	fast täglich	Ein- bis mehrmals / Woche	seltener	nie
Spazierengehen				
Gartenarbeit				
Sport treiben				
Ausgehen (Kino, Theater, Restaurant etc.)				
Freunde, Bekannte besuchen/besucht werden				

A-0

Monika Bullinger und Inge Kirchberger

Fragebogen zum Allgemeinen Gesundheitszustand SF 36

Interviewbogen — Zeitfenster 4 Wochen

In diesen Fragen geht es um die Beurteilung Ihres Gesundheitszustandes. Die Fragen ermöglichen es, im Zeitverlauf nachzuvollziehen, wie Sie sich fühlen und wie Sie im Alltag zurechtkommen.

Die ersten Fragen betreffen Ihre derzeitige Gesundheit und Ihre täglichen Aktivitäten. Bitte versuchen Sie jede der Fragen so genau wie möglich zu beantworten.

Ich werde Ihnen jede Frage und die dazugehörigen Antwortmöglichkeiten vorlesen.
Bitte nennen sie mir dann die auf Sie zutreffende Antwort.

[Interviewer(in): bitte vorlesen]	Ausgezeichnet	Sehr gut	Gut	Weniger gut	Schlecht
1. Wie würden Sie Ihren Gesundheitszustand im allgemeinen beschreiben?	1	2	3	4	5

	derzeit viel besser als vor einem Jahr	derzeit etwas besser als vor einem Jahr	etwa wie vor einem Jahr	derzeit etwas schlechter als vor einem Jahr	derzeit viel schlechter als vor einem Jahr
2. **Im Vergleich zum vergangenen Jahr, wie würden Sie Ihren derzeitigen Gesundheitszustand beschreiben?** Würden Sie sagen, er ist ...	1	2	3	4	5

Ich werde Ihnen nun eine Reihe von Tätigkeiten vorlesen, die Sie vielleicht an einem normalen Tag ausüben. Bitte sagen Sie mir, ob Sie durch Ihren derzeitigen Gesundheitszustand bei diesen Tätigkeiten stark eingeschränkt, etwas eingeschränkt oder überhaupt nicht eingeschränkt sind.	Ja, stark eingeschränkt	Ja, etwas eingeschränkt	Nein, überhaupt nicht eingeschränkt
3.a ... **anstrengende Tätigkeiten, z.B. schnell laufen, schwere Gegenstände heben, anstrengenden Sport treiben.** Sind Sie durch Ihren Gesundheitszustand bei diesen Tätigkeiten stark eingeschränkt, etwas eingeschränkt oder überhaupt nicht eingeschränkt? [Wenn der Patient/die Patientin sagt, daß er/sie diese Tätigkeit nicht ausübt, fragen Sie nach: Ist das wegen Ihres Gesundheitszustandes?] Wenn ja, als 1 kodieren (Ja, stark eingeschränkt).	1	2	3

	Ja, stark eingeschränkt	Ja, etwas eingeschränkt	Nein, überhaupt nicht eingeschränkt
3.b ... **mittelschwere Tätigkeiten, z.B. einen Tisch verschieben, staubsaugen, kegeln, Golf spielen.** Sind Sie durch Ihren Gesundheitszustand bei diesen Tätigkeiten stark eingeschränkt, etwas eingeschränkt oder überhaupt nicht eingeschränkt? [Wenn der Patient/die Patientin sagt, daß er/sie diese Tätigkeit nicht ausübt, fragen Sie nach: Ist das wegen Ihres Gesundheitszustandes?] Wenn ja, als 1 kodieren (Ja, stark eingeschränkt).	1	2	3
3.c ... **Einkaufstaschen heben oder tragen.** Sind Sie durch Ihren Gesundheitszustand bei dieser Tätigkeit stark eingeschränkt, etwas eingeschränkt oder überhaupt nicht eingeschränkt? [Wenn der Patient/die Patientin sagt, daß er/sie diese Tätigkeit nicht ausübt, fragen Sie nach: Ist das wegen Ihres Gesundheitszustandes?] Wenn ja, als 1 kodieren (Ja, stark eingeschränkt).	1	2	3
3.d ... **mehrere Treppenabsätze steigen.** Sind Sie durch Ihren Gesundheitszustand bei dieser Tätigkeit stark eingeschränkt, etwas eingeschränkt oder überhaupt nicht eingeschränkt? [Wenn der Patient/die Patientin sagt, daß er/sie diese Tätigkeit nicht ausübt, fragen Sie nach: Ist das wegen Ihres Gesundheitszustandes?] Wenn ja, als 1 kodieren (Ja, stark eingeschränkt).	1	2	3
3.e ... **einen Treppenabsatz steigen.** Sind Sie durch Ihren Gesundheitszustand bei dieser Tätigkeit stark eingeschränkt, etwas eingeschränkt oder überhaupt nicht eingeschränkt? [Wenn der Patient/die Patientin sagt, daß er/sie diese Tätigkeit nicht ausübt, fragen Sie nach: Ist das wegen Ihres Gesundheitszustandes?] Wenn ja, als 1 kodieren (Ja, stark eingeschränkt).	1	2	3
3.f ... **sich beugen, knien, bücken.** Sind Sie durch Ihren Gesundheitszustand bei diesen Tätigkeiten stark eingeschränkt, etwas eingeschränkt oder überhaupt nicht eingeschränkt? [Wenn der Patient/die Patientin sagt, daß er/sie diese Tätigkeit nicht ausübt, fragen Sie nach: Ist das wegen Ihres Gesundheitszustandes?] Wenn ja, als 1 kodieren (Ja, stark eingeschränkt).	1	2	3

A-3

	Ja, stark eingeschränkt	Ja, etwas eingeschränkt	Nein, überhaupt nicht eingeschränkt
3.g ... **mehr als einen Kilometer zu Fuß gehen.** Sind Sie durch Ihren Gesundheitszustand bei dieser Tätigkeit stark eingeschränkt, etwas eingeschränkt oder überhaupt nicht eingeschränkt? [Wenn der Patient/die Patientin sagt, daß er/sie diese Tätigkeit nicht ausübt, fragen Sie nach: Ist das wegen Ihres Gesundheitszustandes?] Wenn ja, als 1 kodieren (Ja, stark eingeschränkt).	1	2	3
3.h ... **mehrere Straßenkreuzungen weit zu Fuß gehen.** Sind Sie durch Ihren Gesundheitszustand bei dieser Tätigkeit stark eingeschränkt, etwas eingeschränkt oder überhaupt nicht eingeschränkt? [Wenn der Patient/die Patientin sagt, daß er/sie diese Tätigkeit nicht ausübt, fragen Sie nach: Ist das wegen Ihres Gesundheitszustandes?] Wenn ja, als 1 kodieren (Ja, stark eingeschränkt).	1	2	3
3.i ... **eine Straßenkreuzung weit zu Fuß gehen.** Sind Sie durch Ihren Gesundheitszustand bei dieser Tätigkeit stark eingeschränkt, etwas eingeschränkt oder überhaupt nicht eingeschränkt? [Wenn der Patient/die Patientin sagt, daß er/sie diese Tätigkeit nicht ausübt, fragen Sie nach: Ist das wegen Ihres Gesundheitszustandes?] Wenn ja, als 1 kodieren (Ja, stark eingeschränkt).	1	2	3
3.j ... **sich baden oder anziehen.** Sind Sie durch Ihren Gesundheitszustand bei diesen Tätigkeiten stark eingeschränkt, etwas eingeschränkt oder überhaupt nicht eingeschränkt? [Wenn der Patient/die Patientin sagt, daß er/sie diese Tätigkeit nicht ausübt, fragen Sie nach: Ist das wegen Ihres Gesundheitszustandes?] Wenn ja, als 1 kodieren (Ja, stark eingeschränkt).	1	2	3

Die folgenden Fragen beschäftigen sich mit Ihrer körperlichen Gesundheit und Ihren Schwierigkeiten bei der Arbeit oder bei anderen alltäglichen Tätigkeiten im Beruf bzw. zu Hause.	Ja	Nein
4.a In den vergangenen 4 Wochen, konnten Sie nicht so lange wie üblich tätig sein wegen Ihrer körperlichen Gesundheit?	1	2
4.b In den vergangenen 4 Wochen, haben Sie weniger geschafft als Sie wollten wegen Ihrer körperlichen Gesundheit?	1	2
4.c In den vergangenen 4 Wochen, konnten Sie nur bestimmte Dinge tun wegen Ihrer körperlichen Gesundheit?	1	2

Die folgenden Fragen beschäftigen sich mit Ihrer körperlichen Gesundheit und Ihren Schwierigkeiten bei der Arbeit oder bei anderen alltäglichen Tätigkeiten im Beruf bzw. zu Hause.	Ja	Nein
4.d In den vergangenen 4 Wochen, hatten Sie Schwierigkeiten bei der Ausführung wegen Ihrer körperlichen Gesundheit, z.B. mußten Sie sich besonders anstrengen?	1	2

Die folgenden Fragen beschäftigen sich mit Ihren seelischen Problemen und Ihren Schwierigkeiten bei der Arbeit oder bei anderen alltäglichen Tätigkeiten im Beruf bzw. zu Hause.	Ja	Nein
5.a In den vergangenen 4 Wochen, konnten Sie nicht so lange wie üblich tätig sein wegen seelischer Probleme, z.B. weil Sie sich niedergeschlagen oder ängstlich fühlten?	1	2
5.b In den vergangenen 4 Wochen, haben Sie weniger geschafft als Sie wollten wegen seelischer Probleme, z.B. weil Sie sich niedergeschlagen oder ängstlich fühlten?	1	2
5.c In den vergangenen 4 Wochen, konnten Sie nicht so sorgfältig wie üblich arbeiten wegen seelischer Probleme, z.B. weil Sie sich niedergeschlagen oder ängstlich fühlten?	1	2

	Überhaupt nicht	Etwas	Mäßig	Ziemlich	Sehr
6. Wie sehr haben in den vergangenen 4 Wochen Ihre körperliche Gesundheit oder seelischen Probleme Ihre normalen Kontakte zu Familienangehörigen, Freunden, Nachbarn oder zum Bekanntenkreis beeinträchtigt?	1	2	3	4	5

	Keine Schmerzen	Sehr leicht	Leicht	Mäßig	Stark	Sehr stark
7. Wie stark waren Ihre Schmerzen in den vergangenen 4 Wochen?	1	2	3	4	5	6

A-3

	Überhaupt nicht	Etwas	Mäßig	Ziemlich	Sehr
8. Inwieweit haben die Schmerzen Sie in den vergangenen 4 Wochen bei der Ausübung Ihrer Alltagstätigkeiten zu Hause und im Beruf behindert?	1	2	3	4	5

In den nächsten Fragen geht es darum, wie Sie sich fühlen und wie es Ihnen in den vergangenen 4 Wochen gegangen ist. Bitte geben Sie mir zu jeder Frage die Antwort, die Ihrem Befinden am besten entspricht.	Immer	Meistens	Ziemlich oft	Manch-mal	Selten	Nie
9.a Wie oft waren Sie in den vergangenen 4 Wochen voller Schwung?	1	2	3	4	5	6
9.b Wie oft waren Sie in den vergangenen 4 Wochen sehr nervös?	1	2	3	4	5	6
9.c Wie oft waren Sie in den vergangenen 4 Wochen so niedergeschlagen, daß Sie nichts aufheitern konnte?	1	2	3	4	5	6
9.d Wie oft waren Sie in den vergangenen 4 Wochen ruhig und gelassen?	1	2	3	4	5	6
9.e Wie oft waren Sie in den vergangenen 4 Wochen voller Energie?	1	2	3	4	5	6
9.f Wie oft waren Sie in den vergangenen 4 Wochen entmutigt und traurig?	1	2	3	4	5	6
9.g Wie oft waren Sie in den vergangenen 4 Wochen erschöpft?	1	2	3	4	5	6
9.h Wie oft waren Sie in den vergangenen 4 Wochen glücklich?	1	2	3	4	5	6
9.i Wie oft waren Sie in den vergangenen 4 Wochen müde?	1	2	3	4	5	6

	Immer	Meistens	Manch-mal	Selten	Nie
10. Wie häufig haben Ihre körperliche Gesundheit oder seelische Probleme in den vergangenen 4 Wochen Ihre Kontakte zu anderen Menschen (z.B. Besuche bei Freunden, Verwandten usw.) beeinträchtigt?	1	2	3	4	5

5

Die nächsten Fragen betreffen Ihre Gesundheit und Dinge, die mit Ihrer Gesundheit zu tun haben. Ich werde mehrere Aussagen vorlesen. Nach jeder Aussage, sagen Sie mir bitte, ob diese Aussage ganz auf Sie zutrifft, weitgehend zutrifft, weitgehend nicht zutrifft oder überhaupt nicht zutrifft. Wenn Sie es nicht wissen, sagen Sie es mir auch.	Trifft ganz zu	Trifft weitgehend zu	Weiß nicht	Trifft weitgehend nicht zu	Trifft überhaupt nicht zu
11.a Ich scheine etwas leichter als andere krank zu werden.	1	2	3	4	5
11.b Ich bin genauso gesund wie alle anderen, die ich kenne.	1	2	3	4	5
11.c Ich erwarte, daß meine Gesundheit nachläßt.	1	2	3	4	5
11.d Ich erfreue mich ausgezeichneter Gesundheit.	1	2	3	4	5

Vielen Dank.

A-4

Schlaganfall Follow-up Studie

Studie zur Wirksamkeit von Rehabilitationssport

Einverständniserklärung zur Studienteilnahme

1. Ich bin über die Ziele, den Nutzen, die Dauer und den Ablauf sowie über sämtliche Risiken aufgeklärt worden.

2. Mir ist bekannt, dass die Teilnahme an der Untersuchung „Effekte von Bewegung nach Schlaganfall“ vollkommen freiwillig ist und ich jederzeit ohne Angabe von Begründung und ohne Nachteile zurücktreten kann.

Datum

Name

Unterschrift

A-5

Schlaganfall Follow-up Studie

Studie zur Wirksamkeit von Rehabilitationssport

Informationen und Einwilligungserklärung zum Datenschutz

Bei wissenschaftlichen Studien werden persönliche Daten und medizinische Befunde über Sie erhoben. Die Weitergabe, Speicherung und Auswertung dieser studienbezogenen Daten erfolgt nach gesetzlichen Bestimmungen und setzt vor Teilnahme an der Studie folgenden Einwilligung voraus:

Ich erkläre mich damit einverstanden, dass im Rahmen dieser Studie erhobene Daten / Krankheitsdaten ohne Namensnennung auf Fragebögen und elektronischen Datenträgern aufgezeichnet werden

Die Weitergabe der erhobenen Daten an Dritte (d.h. Personen, die mit der weiteren Bearbeitung der Daten betraut sind), die Auswertung sowie die Veröffentlichung der Daten erfolgt ausschließlich in anonymisierter Form (d.h. ein Personenbezug kann anhand dieser Daten nicht hergestellt werden).

Datum   Name

Unterschrift

A-6

Ergebnisse, Freizeitaktivitäten

Gruppe	Häufigkeit in %	Vor dem Insult	M1	M3	M6
Spazierengehen					
Kontrolle	Nie	5,9	7,7	0	17,6
	Seltener	23,5	15,4	5,9	23,5
	Ein- bis mehrmals / Woche	35,3	30,8	64,7	47,1
	fast täglich	35,3	46,2	29,4	11,8
Sport	Nie	6,3	0	0	12,5
	Seltener	31,3	25	12,5	6,3
	Ein- bis mehrmals / Woche	62,5	50	56,3	50
	fast täglich	0	25	31,3	31,3
Gartenarbeiten					
Kontrolle	Nie	35,3	61,5	41,2	17,6
	Seltener	11,8	0	0	23,5
	Ein- bis mehrmals / Woche	41,2	30,8	47,1	47,1
	fast täglich	11,8	7,7	11,8	11,8
Sport	Nie	31,3	31,3	25	25
	Seltener	6,3	18,8	31,3	18,8
	Ein- bis mehrmals / Woche	37,5	43,8	25	56,3
	fast täglich	25	6,3	18,8	0
Sporttreiben					
Kontrolle	Nie	52,9	64,3	70,6	58,8
	Seltener	0	28,6	11,8	17,6
	Ein- bis mehrmals / Woche	41,2	7,1	5,9	11,8
	fast täglich	5,9	0	11,8	11,8
Sport	Nie	31,1	0	0	6,3
	Seltener	25	0	0	0
	Ein- bis mehrmals / Woche	31,3	93,8	75	87,5
	fast täglich	12,5	6,3	25	6,3
Ausgehen					
Kontrolle	Nie	11,8	15,4	29,4	29,4
	Seltener	76,5	61,5	47,1	58,8
	Ein- bis mehrmals / Woche	11,8	23,1	23,5	5,9
	fast täglich	0	0	0	5,9
Sport	Nie	0	6,3	0	0
	Seltener	37,5	62,5	62,5	68,8
	Ein- bis mehrmals / Woche	62,5	31,3	37,5	31,3
	fast täglich	0	0	0	0
Besuche empfangen / besucht werden					
Kontrolle	Nie	17,6	30,8	11,8	11,8
	Seltener	23,5	23,1	35,3	76,5
	Ein- bis mehrmals / Woche	58,8	46,2	52,9	11,8
	fast täglich	0	0	0	0
Sport	Nie	6,3	6,3	0	6,3
	Seltener	43,8	62,5	31,3	50
	Ein- bis mehrmals / Woche	50	31,3	68,8	43,8
	fast täglich	0	0	0	0

A-6

Gruppe	Häufigkeit in %	Vor dem Insult	M1	M3	M5
Fernsehen					
Kontrolle	Nie	0	0	5,9	0
	Seltener	0	7,7	0	5,9
	Ein- bis mehrmals / Woche	29,4	15,4	5,9	41,2
	fast täglich	70,6	76,9	88,2	52,9
Sport	Nie	0	0	0	0
	Seltener	6,3	6,3	12,5	0
	Ein- bis mehrmals / Woche	12,5	12,5	12,5	62,5
	fast täglich	81,3	81,3	75	37,5

A-7

Ergebnisse, SF 36: Sub- und Summenskalen

Gruppe, Messung (M), Minimum (Min), 25. Perzentile (25), Median, 75. Perzentile (75), Maximum (Max), Mittelwert, Standardabweichung (Stdabw.), p-Wert (untereinander: M1/M3, M3/M5, M1/M5)

Gruppe	M	Mittel-wert	Std-abw.	Min	25	Median	75	Max	p-Wert
Körperliche Funktionsfähigkeit									
Kontrolle	M 1	67,06	20,8	30	50	70	85	100	0,678
	M 3	68,82	21,0	20	52,5	75	85	95	0,117
	M 5	56,18	28,4	5	35	60	80	90	0,162
Sport	M 1	65	22,1	35	42,5	65	85	100	0,146
	M 3	70,3	22,2	30	51,25	72,5	90	100	0,232
	M 5	65	24,3	10	50	65	88,75	95	1,0
Körperliche Rollenfunktion									
Kontrolle	M 1	27,9	32,9	0	0	25,0	50	100	0,107
	M 3	51,5	47,2	0	0	50,0	100	100	**0,054**
	M 5	29,4	40,7	0	0	0,0	62,5	100	0,864
Sport	M 1	37,5	36,5	0	0	25	75	100	0,077
	M 3	56,3	39,3	0	25	50	100	100	0,254
	M 5	67,2	38,4	0	50	75	100	100	0,067
Körperliche Schmerzen									
Kontrolle	M 1	73,4	27,8	32	46,5	74	100	100	0,155
	M 3	63,9	32,5	0	41	62	100	100	0,136
	M 5	51,7	24,7	21	22	51	73	100	**0,008**
Sport	M 1	75,9	26,6	31	51,3	87	100	100	0,341
	M 3	81,8	21,6	31	72	87	100	100	0,095
	M 5	69,9	23,1	22	53,5	68	96,25	100	0,505
Allgemeine Gesundheitswahrnehmung									
Kontrolle	M 1	52	14,0	25	42	50	66	72	0,315
	M 3	47,9	19,5	10	36	50	61	82	0,511
	M 5	50,7	19,4	15	35	55	64,5	87	0,797
Sport	M 1	57,4	19,3	30	41,3	58,5	72	97	**0,047**
	M 3	64,3	17,9	20	53	67	77	82	**0,038**
	M 5	55,3	13,8	32	43,3	53,5	69,5	82	0,632
Vitalität									
Kontrolle	M 1	48,2	16,0	20	37,5	50	62,5	75	0,804
	M 3	47,1	17,9	15	35	50	60	75	**0,024**
	M 5	38,5	20,1	10	20	35	52,5	75	0,075
Sport	M 1	54,7	17,7	20	50	55	68,8	80	0,652
	M 3	56,6	21,0	15	38,8	60	70	85	0,336
	M 5	60,3	14,8	30	50	65	70	75	0,272

A-7

Gruppe	M	Mittel-wert	Std-abw.	Min	25	Med.	75	Max	p-W.
Soziale Funktionsfähigkeit									
Kontrolle	M 1	82,5	18,6	38	69	88	100	100	0,687
	M 3	86,1	20,2	50	69	100	100	100	**0,028**
	M 5	66,9	32,2	13	43,5	75	93,75	100	**0,053**
Sport	M 1	75,9	20,5	38	63	75	100	100	**0,009**
	M 3	87,0	12,4	63	78,3	88	100	100	0,460
	M 5	84,4	19,1	50	65,6	93,8	100	100	0,306
Emotionale Rollenfunktion									
Kontrolle	M 1	86,3	29,0	0	83,5	100	100	100	0,254
	M 3	72,5	44,5	0	16,5	100	100	100	0,276
	M 5	64,7	49,3	0	0	100	100	100	0,125
Sport	M 1	81,3	34,3	0	67	100	100	100	0,750
	M 3	87,4	27,0	33	100	100	100	100	0,102
	M 5	95,8	16,7	33	100	100	100	100	0,167
Psychisches Wohlbefinden									
Kontrolle	M 1	73,4	13,9	48	60	80	84	88	0,058
	M 3	65,7	15,9	36	56	64	80	92	0,259
	M 5	60,9	17,9	32	46	68	76	84	**0,009**
Sport	M 1	74,8	13,8	52	61	78	88	92	**0,034**
	M 3	81	15,9	52	66	88	92	100	0,753
	M 5	80,3	15,2	44	80	84	91	100	0,154
Körperliche Summenskala									
Kontrolle	M 1	38,16	7,78	24,97	30,9	41,5	43,8	50,19	0,253
	M 3	40,86	11,41	17,29	32,4	42,8	50,7	55,26	0,083
	M 5	35,91	10,45	20,90	26,2	34,5	45,4	53,76	0,479
Sport	M 1	40,02	9,15	24,56	33,4	38,5	48,1	56,80	0,063
	M 3	43,46	7,72	31,60	37,2	43,1	49,5	55,84	0,141
	M 5	40,56	9,79	22,36	34,3	38,7	47,0	55,07	0,853
Psychische Summenskala									
Kontrolle	M 1	52,63	8,19	35,2	46,3	55,38	59,3	63,4	0,118
	M 3	48,42	9,80	31,4	39,7	52,29	55,4	65,1	0,251
	M 5	45,41	12,09	22,6	34,2	49,73	56,9	62,1	0,064
Sport	M 1	52,0	7,89	36,1	45,3	52,37	58,3	67,4	0,147
	M 3	54,51	7,64	40,5	48,4	57,17	59,9	64,2	0,165
	M 5	56,25	6,58	36,9	54,6	58,27	59,8	65,2	**0,053**

Ergebnisse SF-36: Sub- und Summenskalen Differenz von M3 zu M1

Gruppe, Mittelwert, Standardabweichung, Minimum, 25. Perzentile, Median, 75. Perzentile, Maximum, p-Wert

Gruppe	Mittel-wert	Stdabw.	Min	25	Median	75	Max	p-Wert
Körperliche Funktionsfähigkeit								
Kontrolle	-10,9	30,6	-65	-32,5	-10	7,5	40	,251
Sport	0	22,3	-50	-8,75	0	10	50	
Körperliche Rollenfunktion								
Kontrolle	1,5	64,6	-100	-50	0	62,5	100	0,198
Sport	29,7	57,9	-100	0	25	75	100	
Körperliche Schmerzen								
Kontrolle	-21,7	29,5	-78	-40	-26	-1	39	0,180
Sport	-6,1	35,5	-59	-38,8	0	17,3	59	
Allgemeine Gesundheitswahrnehmung								
Kontrolle	-1,3	20,4	-35	-12,5	-3	15	40	0,901
Sport	-2,1	17,4	-32	-18,8	2	11,5	25	
Vitalität								
Kontrolle	-9,7	21,0	-40	-22,5	-15	2,5	35	**0,040**
Sport	5,9	20,8	-40	-8,75	5	18,75	40	
Soziale Funktionsfähigkeit								
Kontrolle	-15,6	32,4	-87,5	-44	-12,5	12,25	37	**0,023**
Sport	8,4	25,2	-37,5	0	0	34	50	
Emotionale Rollenfunktion								
Kontrolle	-21,6	65,5	-100	-100	0	16,5	100	0,119
Sport	14,5	40,3	-66,7	0	0	33	100	
Psychisches Wohlbefinden								
Kontrolle	-12,5	17,4	-48	-20	-12	0	16	**0,003**
Sport	5,5	14,7	-24	-4	4	20	28	
Körperliche Summenskala								
Kontrolle	-2,25	12,8	-20,6	-14,1	-7,12	8,5	20,1	0,514
Sport	0,54	11,5	-23,9	-8,7	5,11	8,8	15,5	
Psychische Summenskala								
Kontrolle	-7,23	15,0	-36,5	-16,9	-10,80	7,6	14,5	**0,011**
Sport	4,26	8,1	-12,2	-0,7	4,8	8,5	18,4	

8. Danksagung

Mein besonderer Dank gilt meinem Doktorvater Herrn Prof. Dr. H.-Ch. Heitkamp für die Überlassung des Themas sowie für die hervorragende Betreuung und Unterstützung während der Erstellung dieser Arbeit.

Herzlich danken möchte ich auch allen Studienteilnehmern für ihre Bereitschaft, selbst nach so langer Zeit nach ihrem Schlaganfall bei dieser Studie teilzunehmen.

Weiterhin danke ich sehr meinem Mann Fabian für dessen verlässliche Hilfe bei der Korrektur und Durchsicht der Arbeit, meiner Tochter Francesca für ihre „Co-Autorenschaft“ und meinen Eltern, die mich nicht nur finanziell und tatkräftig während des gesamten Studiums unterstützt haben, sondern auch in der Endphase meiner Arbeit fleißig Kinderwagen gefahren sind.